© Copyright 2019 durch Stella Perry - Alle Rechte vorbehalten.

Das folgende Buch wird mit dem Ziel veröffentlicht, möglichst genaue und zuverlässige Informationen zu liefern. Unabhängig davon ist der Erwerb dieses eBooks als Zustimmung dafür zu sehen, dass sowohl der Herausgeber als auch der Autor dieses Buches in keiner Weise ausgewiesene Experten für die darin diskutierten Themen sind und die hierin enthaltenen Empfehlungen und Vorschläge nur zu Unterhaltungszwecken dienen. Im Bedarfsfall sollten Fachleute konsultiert werden, bevor eine der hierin aufgeführten Maßnahmen ergriffen wird.

Diese Erklärung gilt sowohl von der American Bar Association, als auch vom Committee of Publishers Association als fair und gültig und ist in den gesamten Vereinigten Staaten rechtsverbindlich.

Darüber hinaus gilt die Übertragung, Vervielfältigung oder Reproduktion eines der folgenden Werke, einschließlich genauer Informationen, als rechtswidrige Handlung, unabhängig davon, ob sie elektronisch oder in gedruckter Form erfolgt. Die Rechtmäßigkeit erstreckt sich auf die Erstellung einer sekundären oder tertiären Kopie des Werkes oder einer aufgezeichneten Kopie und ist nur mit ausdrücklicher schriftlicher Zustimmung des Verlages zulässig. Alle weiteren Rechte sind vorbehalten.

Die Informationen auf den folgenden Seiten werden allgemein als wahrheitsgetreue und genaue Darstellung von Fakten betrachtet. Jede Unachtsamkeit, Verwendung oder Missbrauch der betreffenden Informationen durch den Leser, sowie alle sich daraus ergebene Handlungen obliegen ausschließlich seinem Zuständigkeitsbereich.

In keinem Fall kann der Herausgeber oder der ursprüngliche Autor dieses Werkes in jeglicher Weise für Schäden haftbar gemacht werden kann, die nach der Bereitstellung der hierin beschriebenen Informationen entstehen könnten.

Darüber hinaus dienen die Informationen auf den folgenden Seiten nur zu Informationszwecken und sind daher als universell anzusehen. Die dargestellten Informationen sind entsprechend ihrer Beschaffenheit ohne Gewähr für deren Fortbestand oder vorübergehende Qualität. Erwähnte Marken erfolgen ohne schriftliche Genehmigung und können in keiner Weise als Empfehlung durch den Markeninhaber betrachtet werden.

ISBN: 978-1-953714-01-5

RÖSTEN, BRÜHEN UND MEHR

Wie du Kaffee jenseits deiner Morgenroutine genießen kannst

Stella Perry

CONTENTS

EINLEITUNG	11
GESCHICHTE UND URSPRÜNGE DES KAFFEES	13
GESCHICHTE	14
GEOGRAFISCHE HERKUNFT UND	14
VERBREITUNG	14
DER KAFFEE HERSTELLUNGSPROZESS	17
WIE ER WÄCHST	18
WIE ER GEERNTET WIRD	20
WIE ER VERARBEITET WIRD	21
DER KAFFEEHANDEL	23
TRADITIONELLER KAFFEEKONSUM	25
RÖSTEN, BRÜHEN UND MEHR	26
FAIR TRADE KAFFEE	27
UMWELTBEDENKEN UND PRAXIS	28
WIE KAFFE GERÖSTET WIRD	33
WAS IST KAFFEERÖSTEN?	34
BEI DER KAFFEERÖSTUNG VERWENDETE HITZEARTEN	35
WIE MAN FESTSTELLT, OB DER KAFFEE FERTIG GERÖSTET IST	36
VERSCHIEDENE RÖSTGRADE	37
KAUF EINES RÖSTERS	38
WIE MAN ROHE KAFFEEBOHNEN IN	39
EINEM RÖSTER RÖSTET	39
SICHERHEIT BEIM RÖSTEN	40
TIPPS UND TRICKS WÄHREND UND NACH DEM RÖSTEN	40
KAFFEERÖSTEN ZU HAUSE	43
WO MAN GRÜNE KAFFEEBOHNEN KAUFEN KANN	44
DINGE, DIE DU BENÖTIGST	46
FÜR DIE OFENRÖSTUNG:	46
FÜR POPCORN-POPPER-RÖSTUNG:	47
OFENRÖSTUNG	47
POPCORN POPPER	49
ABKÜHLEN UND WARTEN	51
WIE MAN KAFFEE KAUFT UND LAGERT	53
GANZE BOHNEN VS. GEMAHLENE	54
GANZE KAFFEEBOHNEN	55
GEMAHLENE KAFFEEBOHNEN	55
RÖSTDATUM	57
INFORMATIONEN ZUM RÖSTER	58

URSPRUNG	60
LAGERMÖGLICHKEITEN	61
WIE MAN KAFFEE VERKOSTET	**63**
ATME IHN EIN	64
SCHLÜRFE LANGSAM	66
GÖNNE DIR EINEN SCHLUCK	67
BEACHTE DIE GESCHMACKSPALETTE	68
KAFFEE ERFOLGREICH MAHLEN	**71**
WÄHLE DIE RICHTIGE MÜHLE	73
WÄHLE DEN RICHTIGEN MAHLGRAD	75
ES GIBT DREI MÜHLENARTEN	75
KAFFEE MAHLEN OHNE MÜHLE	77
BRÜHMETHODEN	**79**
FRANZÖSISCHE PRESSE	81
POUR OVER	82
TÜRKISCHER KAFFEE	84
ESPRESSOMASCHINE	85
PERKOLATOR UND COWBOY-KAFFEE	85
DIE AUSWAHL DES RICHTIGEN WASSERS ZUM BRÜHEN	**87**
WEICHES VS. HARTES WASSER	88
GEFILTERTES LEITUNGSWASSER	89
FLASCHENWASSER	90
OSMOSEWASSER	91
ERLEBE ESPRESSO:	**93**
NICHT ALLE BOHNEN SIND GLEICH	**93**
WIE UNTERSCHEIDET SICH ESPRESSO VON KAFFEE?	94
DIE WAHL DES RICHTIGEN ESPRESSO	96
WIE MAN ESPRESSO BRÜHT	98
ESPRESSO UND MILCH KOMBINIEREN	**101**
LATTES	102
CAPPUCCINOS	104
MACCHIATOS	106
WIE MAN EINEN TRADITIONELLEN ESPRESSO MACCHIATO BRÜHT:	107
WIE MAN EINEN AMERICAN MACCHIATO BRÜHT:	107
WIE MAN KLEINE KUNSTWERKE SCHAFFT	**109**
WAS DU BRAUCHST	110
EINFACHE DESIGNS ZUM ÜBEN DAHEIM	111
HILFREICHE TIPPS	112
Erweitere deinen Horizont	**115**
KAFFEEBASIERTE GETRÄNKE	116
BEACHTE DIE GESCHMACKSPALETTE	119
FAZIT	123

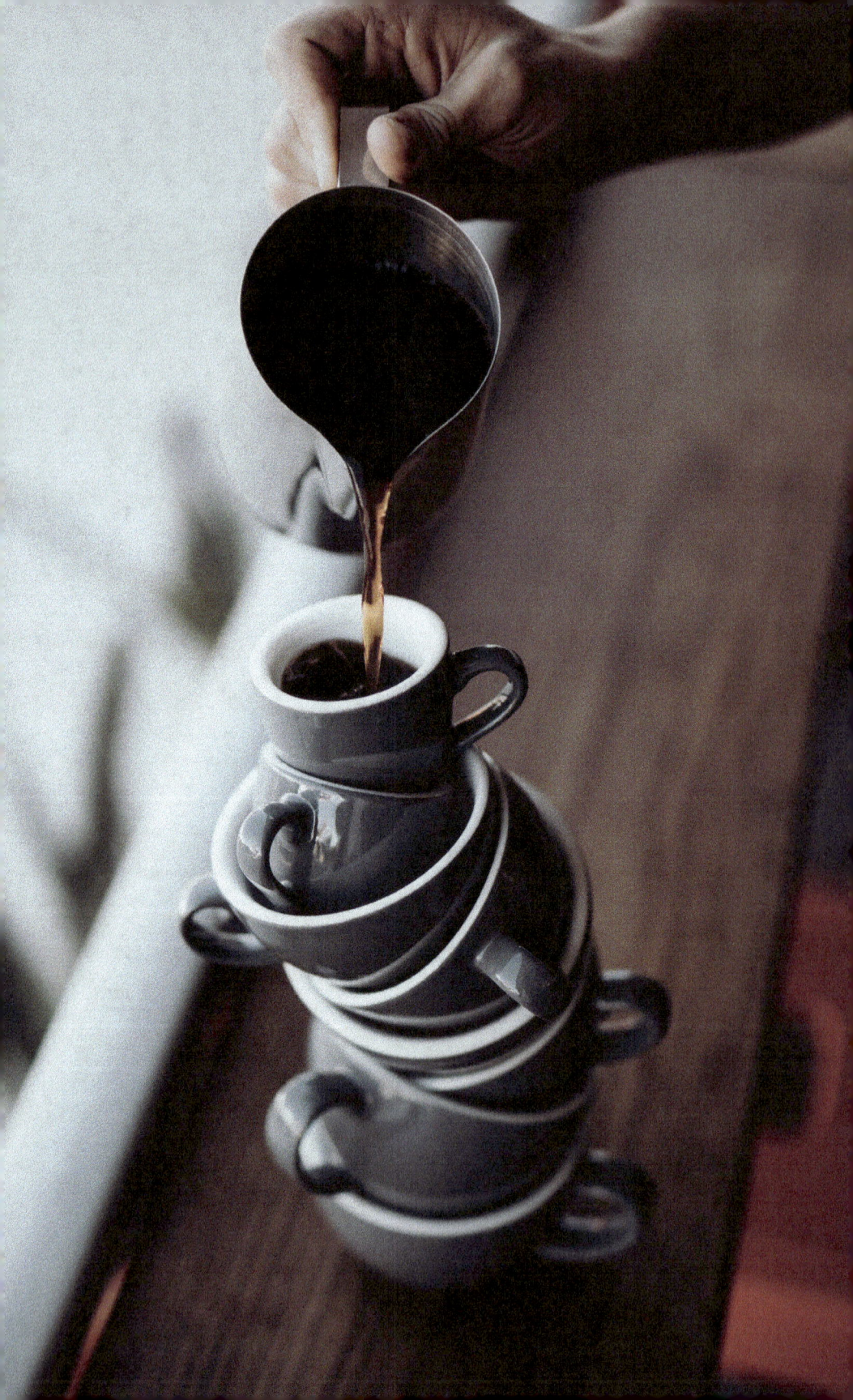

Einleitung

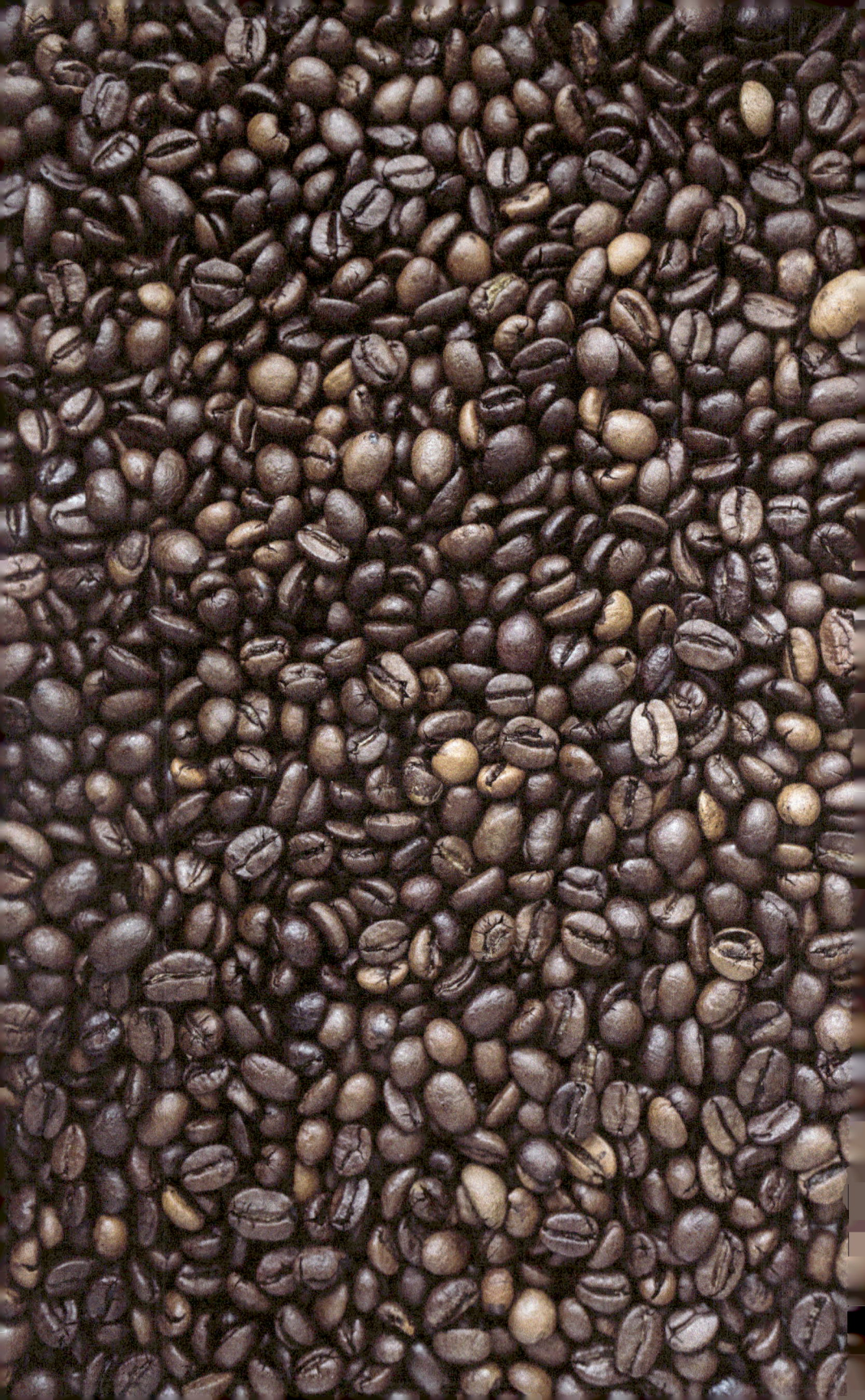

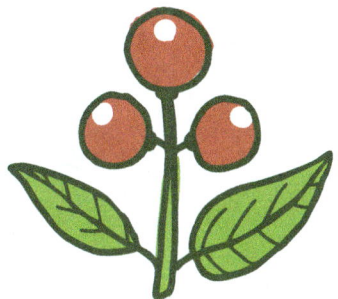

Wolltest du schon immer

mehr über Kaffee erfahren oder deinen Kaffeehorizont ein wenig erweitern? Wenn ja, dann bist du hier genau richtig. Ganz gleich, ob du ein Kaffeeliebhaber bist oder gerade erst in die Welt des morgendlichen Kaffeegenusses eintauchst, wir haben alle Informationen, die du über Kaffee, von der Bohne bis zur Tasse - und darüber hinaus - lernen musst.

WAS IST KAFFEE?

Das Wort "Kaffee" kann sich entweder auf die Kaffeepflanze, die Kaffeebohne oder auf das aus dieser Bohne zubereitete Getränk beziehen. Meistens jedoch bezieht sich dieser Begriff auf das Getränk.

Kaffee wird hergestellt, indem zunächst die Bohnen der Kaffeepflanze geerntet werden. Anschließend werden die Bohnen getrocknet, verarbeitet und bis zur perfekten Temperatur geröstet, um verschiedene Röststärken und Aromen zu erzeugen. Diese Bohnen werden dann zusammen mit heißem Wasser gebrüht, um das Getränk zuzubereiten, das wir alle kennen und lieben.

Es gibt viel mehr als nur die Tasse, zu der man jeden Morgen greift. In diesem Buch erfährst du alles, was du schon immer wissen wolltest, woher Kaffee kommt, wie er hergestellt wird und was du mit den Bohnen tun kannst, wenn du sie erst einmal gekauft hast.

Also fangen wir an!

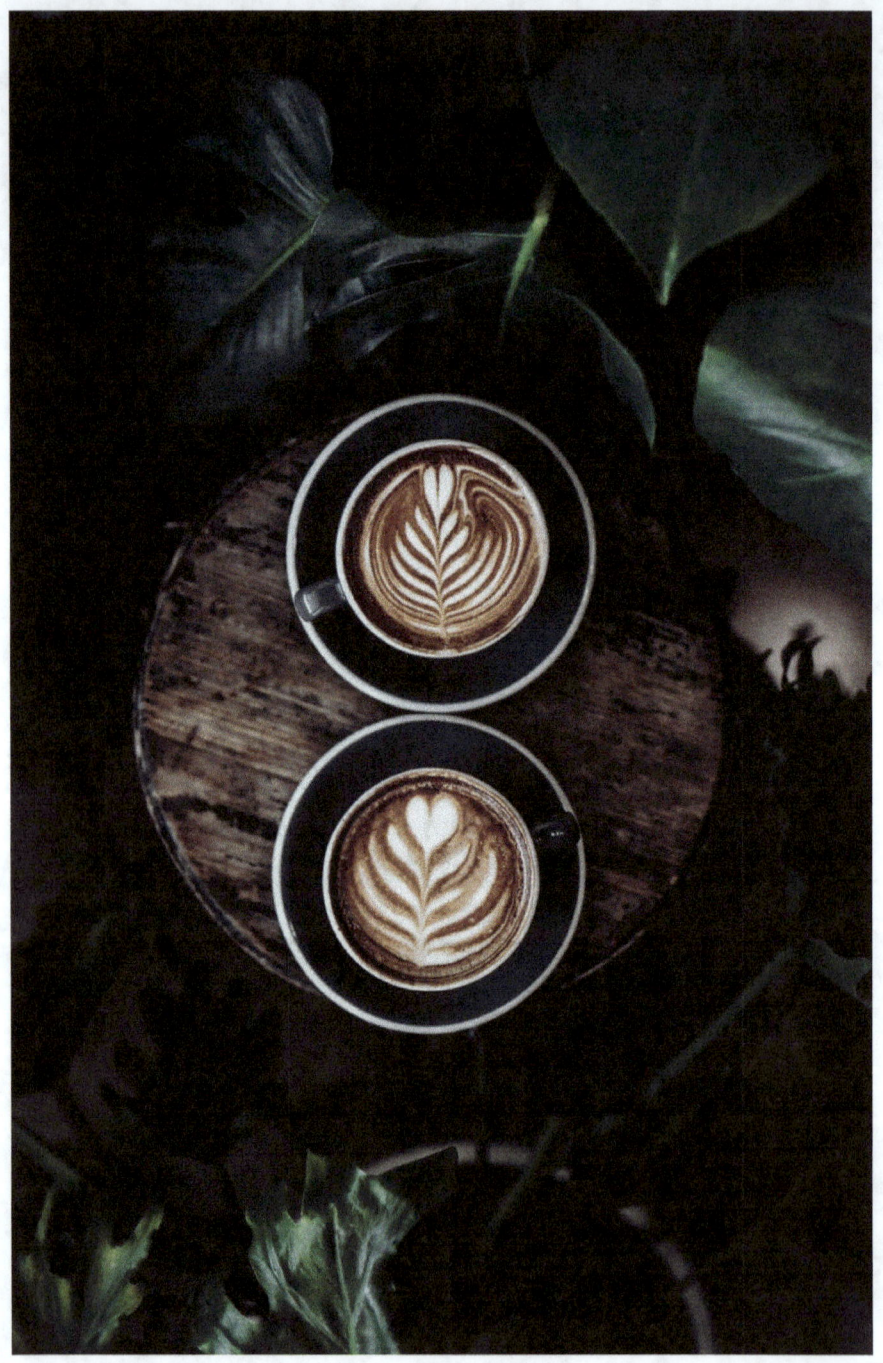

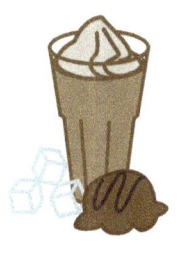

REZENSIONEN

Wenn dir dieses Buch gefällt, würden wir uns sehr freuen, wenn du dir ein paar Minuten Zeit nehmen könntest, um deine Meinung zu äussern und eine Rezension auf Amazon zu posten.

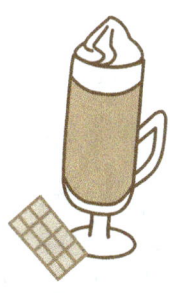 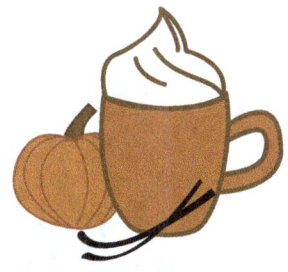 

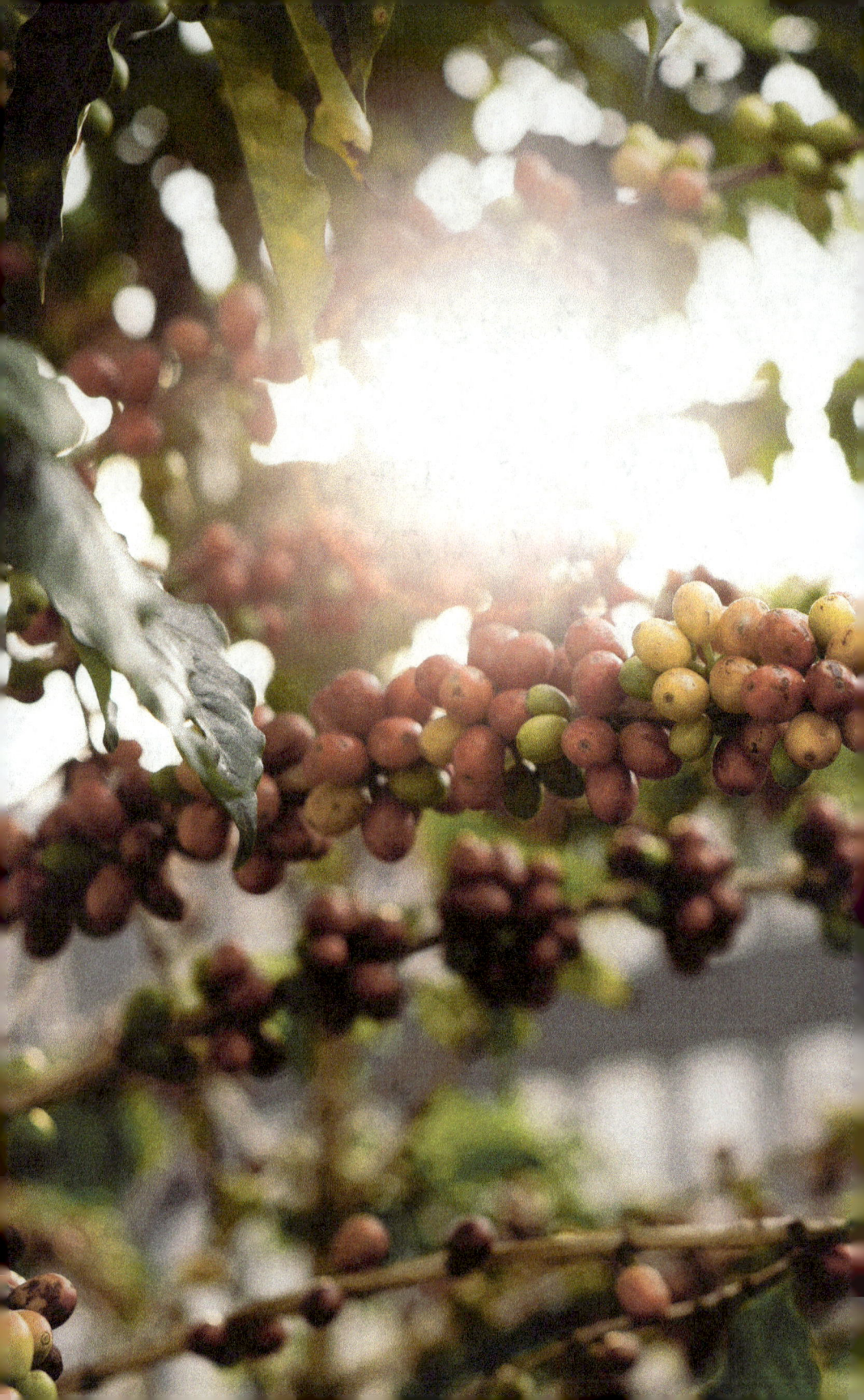

GESCHICHTE UND URSPRÜNGE DES KAFFEES

Kaffee gibt es schon seit langem.

Tatsächlich datiert er bis in die 1400er Jahre zurück, womöglich sogar schon früher. In diesem Kapitel werfen wir einen ganz kurzen Blick auf die Geschichte und die Ursprünge dieses klassischen Getränks.

GESCHICHTE

Viele Experten glauben, dass Kaffee schon viel länger existiert, als es schriftliche Aufzeichnungen belegen und man nimmt an, dass er seinen Ursprung in Äthiopien hat. Frühe schriftliche Aufzeichnungen weisen auch auf Jemen als einen der ersten Orte, von wo aus der Kaffee erstmals eingeführt wurde, wobei es allerdings nicht lange dauerte, bis er sich seinen Weg durch den gesamten Nahen Osten und darüber hinaus bahnte. Als Forscher aus Europa in den Nahen Osten reisten, wurden sie mit Kaffee vertraut gemacht und brachten ihn auch in ihre Heimat zurück.

Schon in den frühen Tagen wurde Kaffee sowohl in Kaffeehäusern, als auch in Privathäusern konsumiert. Auf diese Weise stand der Kaffee immer im Mittelpunkt der sozialen Erfahrungen. Leider führte dies auch dazu, dass einige religiöse Führer das Getränk für satanisch hielten, was zu mehreren Kaffeeverboten in verschiedenen Teilen der Welt führte.

GEOGRAFISCHE HERKUNFT UND VERBREITUNG

Obwohl nicht eindeutig bestimmt werden kann, wann Kaffee zum ersten Mal als Getränk verwendet wurde, behaupten viele Mythen über dieses Getränk, dass es von einem Sufi (islamischer Mystiker) entdeckt wurde. Der Legende nach wurde er Zeuge von Vögeln mit übermäßiger Energie und beschloss, die Bohnen zu essen, die sie verzehrt hatten, um dieselbe

Energie zu gewinnen. So entstand das erste Verständnis von Kaffee und seinen Eigenschaften.

Die Popularität des Kaffees verbreitete sich schließlich nach Ägypten und im gesamten Nahen Osten. Bald schon begann sie auch in Indien, Persien und Afrika zu wachsen.

Lange Zeit stand er weitgehend im Zusammenhang mit religiösen Praktiken, insbesondere in islamischen Ländern. Bald darauf wurde er auch in Italien, Asien und Amerika populär. Trotz seines zeitweiligen Verbots durch die katholische Kirche setzte er sich dennoch durch und wurde schließlich zu dem verbreiteten und geliebten Getränk, das er heute ist.

"Kaffee stand schon seit dem ersten Genuss im Mittelpunkt des gesellschaftlichen Lebens."

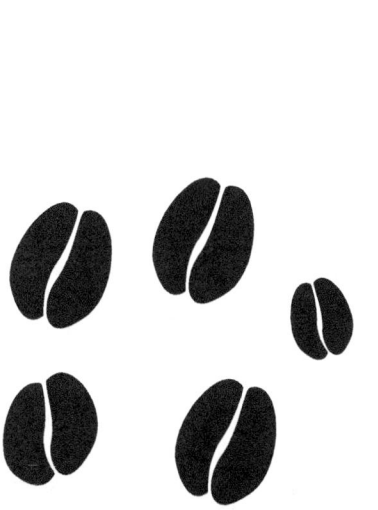
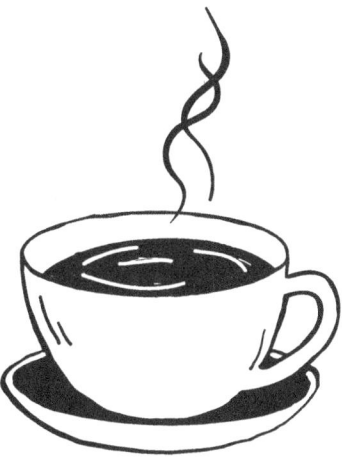

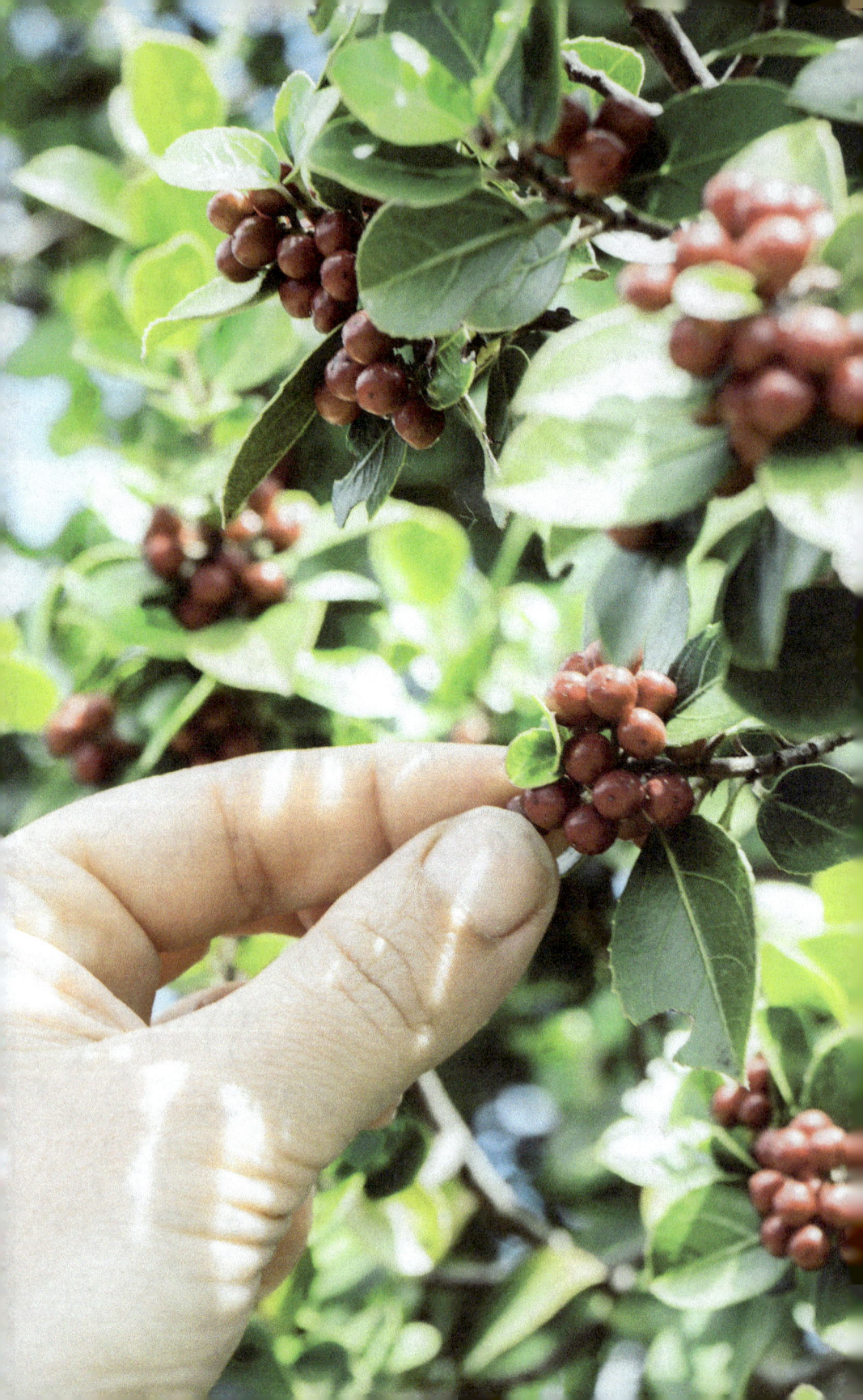

DER KAFFEE HERSTELLUNGSPROZESS

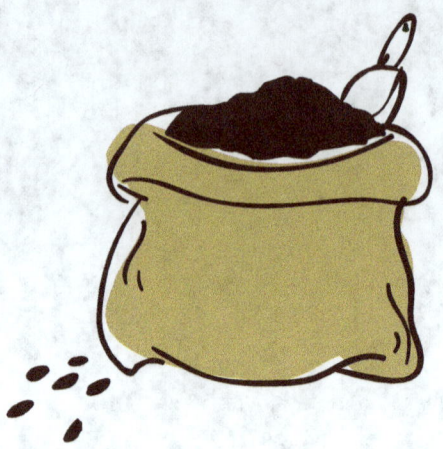

Der Kaffee Herstellungsprozess

beginnt zwar bei den Bauern, die die Bohnen anbauen, allerdings ist er weitaus komplizierter. Es braucht einen Fachmann, der die Kaffeepflanzen gut genug kennt und versteht, um von deren Produktion leben zu können. Aber auch der gelegentliche Kaffeegenießer kann von etwas mehr Verständnis über den Anbau und die Ernte von Kaffee profitieren, bevor er an Importeure oder Exporteure verkauft wird. In diesem Kapitel werfen wir einen kurzen Blick auf den Anbau, die Ernte und die Verarbeitung von Kaffee, um ihn verkaufsfertig zu machen und ihn schließlich in die Ladenregale und Cafés auf der ganzen Welt zu liefern.

WIE ER WÄCHST

Es gibt zwei verschiedene Arten von Kaffeepflanzen, die eigentlich auf Sträuchern oder Bäumen wachsen, obwohl die eine weitaus bekannter und verbreiteter ist als die andere. *Robusta* ist die weniger bekannte der beiden. Sie wird am häufigsten in Afrika und Vietnam angebaut und verwendet und hat einen viel bittereren und reicheren Geschmack als die zweite Kaffeesorte. Obwohl nur etwa 30% des weltweit verkauften und konsumierten Kaffees von der Robusta Pflanze stammt, beginnen einige Länder, ihren einzigartigen Geschmack zu schätzen. In manche Gebiete werden beide

Bohnensorten zusammen aufgebrüht, um den Klassikern eine besondere Note zu verleihen.

Die andere der beiden Arten ist *Arabica*, die weitaus verbreiteter ist. Auf fast jedem Sack mit Kaffeebohnen steht das Wort "Arabica", da die Bohnen von dieser Pflanzenart stammen. Arabica Bohnen machen 70 % des weltweit verkauften Kaffees aus und haben einen viel milderen Geschmack als die Robusta-Pflanze. In diesem Buch beziehen wir uns auf die Arabica Bohnen wenn wir über das Rösten, Brühen und Verkosten von Kaffee sprechen, sofern nicht anders angegeben.

Der Kaffee wächst in einem Gebiet, das als Bohnengürtel bezeichnet wird und das perfekte (eher tropische) Klima für den Anbau dieser Pflanzen aufweist. Die Pflanzen können in anderen Teilen der Welt nicht annähernd so gut wachsen, daher ist ihre Produktion stark begrenzt. Die Pflanzen wurden traditionell im Schatten unter höheren Bäumen angebaut, um das gesunde und größtmögliche Wachstum zu fördern und die Bohnenmenge pro Pflanze zu erhöhen. Da die Nachfrage nach Kaffee jedoch weltweit gestiegen ist, sind inzwischen sonnenverträgliche Pflanzen entstanden. Ein wesentliches Merkmal der Kaffeebohnen von sonnenverträglichen Pflanzen ist, dass das Sonnenlicht das Entstehen von Pilzkrankheiten, die die Pflanze befallen und den Ernteertrag verringern können, reduziert.

Kaffeebohnen sind anfangs grün, wenn sie zum ersten Mal sichtbar werden. Wenn sie nicht gepflückt werden, werden sie schließlich gelb und dann rot. Am häufigsten werden sie gepflückt, nachdem sie einen tiefen Rotton angenommen haben. Normalerweise dauert es zwei bis drei Jahre, bis eine bestimmte Kaffeepflanze Bohnen trägt.

WIE ER GEERNTET WIRD

Die Kaffee-Ernte ist eine arbeitsintensive Aufgabe, die viel Einsatz und Mühe erfordert. Die Erntephase selbst macht den größten Teil des gesamten Kaffee-Herstellungsprozesses aus. Sind die Bohnen zunächst grün, werden sie später, wenn sie reif sind, von Hand gepflückt. Dies ist eine sehr zeitintensive Aufgabe, da die Kaffeesträucher so groß sind, dass es manchmal schwierig ist, alle Bohnen auf einer bestimmten Pflanze zu finden. Die Maschinenernte von Kaffeebohnen ist jedoch unüblich, da sie die Pflanzen selbst und auch die umliegenden Regenwälder stark schädigen kann. Da die Kaffeeanbaugebiete oft bergig sind, können die Bohnen nur in sehr flachen Orten maschinell geerntet werden.

Die Kaffeebohnen werden in der Regel einmal im Jahr geerntet, wobei dies je nach Standort und Größe der jeweiligen Plantagen variieren kann. In einigen Teilen der Welt ist das Klima für den Kaffeeanbau so günstig, dass die Pflanzen zweimal pro Jahr Früchte tragen, statt nur einmal, wie z.B. in Kolumbien, Äthiopien und Kenia.

Wenn der Kaffee maschinell geerntet wird, geschieht dies in der Regel durch Streifenpflücken. Bei diesem Verfahren werden die Früchte des Kaffeestrauchs gleichzeitig von den Zweigen abgestreift. Bei der Handlese hingegen werden die Bohnen erst dann gepflückt, wenn sie reif sind, sodass der Auswahlprozess individueller erfolgen kann. Bei der Handlese wird den Pflückern eine bestimmte Pflanze zugewiesen, an der sie einige Tage lang arbeiten, dann aber zu einer anderen Pflanze wechseln. So haben die Bohnen jeder Pflanze die Chance, optimal zu reifen und zum richtigen Zeitpunkt gepflückt zu werden. Außerdem können alle Bohnen leichter auf ihre Reife hin untersucht werden.

Am Ende des Erntetages wird das Tageserzeugnis des einzelnen Sammlers gewogen, bevor es zur Verarbeitung verschickt wird. Ein erfahrener Sammler kann zwischen 100-200 Pfund Kaffee pro Tag ernten, was 20-40 Pfund geröstete Kaffeebohnen ergibt.

WIE ER VERARBEITET WIRD

Da die Kaffeebohnen nach dem Pflücken zu verderben beginnen, ist es wichtig, unmittelbar nach der Ernte mit der Verarbeitung der Bohnen zu beginnen. Die gängigste Methode der Kaffeeverarbeitung ist die sogenannte Trockenmethode, bei der die geernteten Bohnen auf einer Plane in der Sonne ausgebreitet werden, um zu trocknen. Während des Sonnenaufgangs werden die Bohnen gewendet, geharkt und gerührt, damit sie alle gleichmäßig trocknen und mögliche Fäulnis vermieden wird. Sobald die Sonne untergeht, werden sie zugedeckt, um zu verhindern, dass Regen oder Feuchtigkeit in die Bohnen gelangt.

Ein wichtiger Grund für das Trocknen der Bohnen in der Verarbeitungsphase ist die Reduzierung der Feuchtigkeit im Inneren der Bohnen auf 11%. Unterhalb dieses Wertes verliert der Kaffee an Aroma, und oberhalb dieses Wertes können die Bohnen schimmeln. Die Trockenmethode kann manchmal viele Wochen dauern, besonders wenn es draußen zu dieser Zeit sehr nass oder feucht ist.

Die andere Art der Kaffeeverarbeitung ist als Nassverfahren bekannt. Bei dieser Methode wird das Fruchtfleisch aus dem Inneren der Kaffeebohne nach der Ernte der Bohnen entfernt. Dies geschieht durch eine Maschine, die das innere Fruchtfleisch von der Außenhaut trennt. Bei diesem Prozess fallen zwar Abfälle aus dem Fruchtfleisch des Kaffees an, doch in vielen umweltfreundlichen und nachhaltigen Kaffeeproduktionen wird das Fruchtfleisch als natürlicher Dünger verwendet, um die Kaffeeernte für das nächste Jahr zu steigern.

Nachdem die Bohnenpulpe entfernt wurde, werden die Bohnen mechanisch nach Gewicht und dann nach Größe sortiert. Von dort aus werden sie in mit Wasser gefüllte Behälter gefüllt, wo sie ein oder zwei Tage lang einweichen, um die äußere Schicht der Haut zu entfernen. Dadurch werden die Bohnen effektiv fermentiert, sodass sie die perfekte Textur für die endgültige Trocknung und Veredelung erhalten. Dieser Prozess ist in Ländern mit häufigem Wassermangel nicht möglich, welhalber in einigen Teilen der Welt weniger verbreitet ist.

Unabhängig von der verwendeten Methode, werden die Bohnen dann maschinell geschält. Sie können in diesem Stadium auch maschinell poliert werden. Der letzte Schritt besteht darin, die Bohnen noch einmal nach Gewicht und Größe zu sortieren und alle Bohnen mit erkennbaren Mängeln auszusortieren. Dies geschieht in der Regel von Hand, kann aber auch maschinell durchgeführt werden. Diese Entscheidung hängt vom jeweiligen Betrieb oder Hersteller ab. Wenn der gesamte Prozess abgeschlossen ist, ist das Endergebnis Rohkaffee, der röstfertig ist.

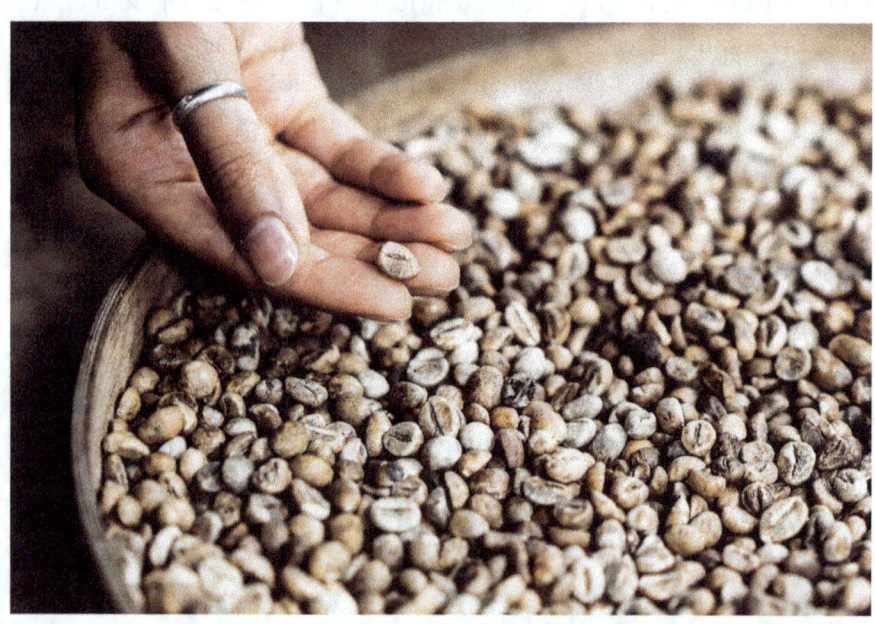

DER KAFFEEHANDEL

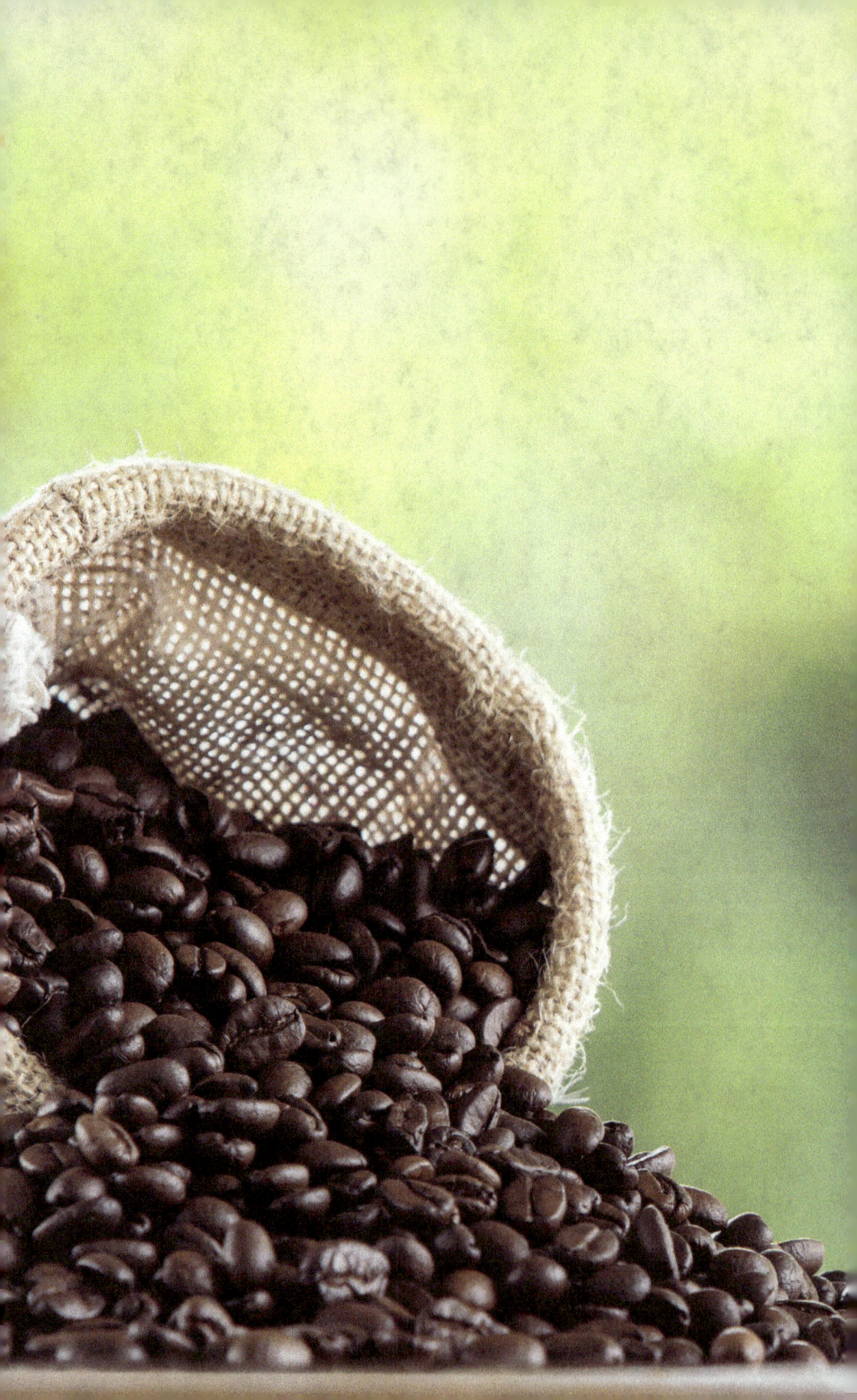

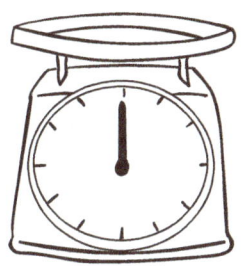

Es ist kein Geheimnis, dass Kaffee

eines der beliebtesten Getränke der Welt ist. Menschen auf der ganzen Welt lieben ihn, und zwar schon seit sehr langer Zeit. Aus diesem Grund ist Kaffee nach Erdöl ein äußerst wichtiger Rohstoff. Wenn man alles über Kaffee lernt, ist es wichtig, alle Aspekte dieses Handels zu verstehen und man muss sich bewusst sein, dass es sowohl günstige, als auch ungünstige Faktoren gibt. In diesem Kapitel werden wir den Kaffeehandel in einfache, aber gründliche Abschnitte unterteilen, damit du leichter erkennen kannst, woher dein Kaffee stammt.

TRADITIONELLER KAFFEEKONSUM

Kaffee wird von kleinen Betrieben, Landwirten und Herstellern angebaut, die die große Mehrheit der Lieferanten auf der ganzen Welt ausmachen. Diese gibt es weitgehend in ganz Südamerika, sind aber auch anderswo zu finden. Der Kaffeeanbau ist sehr mühsam und erfordert viel Arbeit. Dennoch wird Kaffee regelmäßig weltweit gehandelt und ist ein wertvolles Gut, das in der Regel in Entwicklungsländern produziert wird.

Globale Ereignisse können zu einem Anstieg und Fall der Kaffeekosten führen. Wenn Kriege und andere Ereignisse eintreten und den Handel beeinträchtigen, steigt der Kaffeepreis. Auch Embargos und neue Handelsabkommen mit Entwicklungsländern können den Kaffeepreis beeinflussen und zu Preisschwankungen führen.

RÖSTEN, BRÜHEN UND MEHR

Als Vietnam in 1986 begann, Kaffee in die Vereinigten Staaten zu exportieren, beeinträchtigte es die brasilianische Kaffeeindustrie stark, was dazu führte, dass einige brasilianische Bauern ihre Arbeit aufgaben und die Geschäftsbeziehungen zum Kaffeehersteller abbrachen. Dies führte natürlich auch zu einem Problem von Angebot und Nachfrage, welches die Bohnenpreise weiter schwanken ließ.

Lokale Cafés sowie Kaffeeketten wie Starbucks beeinflussen ebenfalls den Preis der Bohnen. Diese Geschäfte können Kaffee und kaffeebasierte Getränke zu einem Preis verkaufen, der viel höher ist als die Kosten ihrer Zutaten, und im Gegenzug zahlen sie unterschiedliche Preise für die von ihnen verwendeten Kaffeebohnen. Einige dieser Ketten und lokalen Cafés haben sich verpflichtet, Kaffee aus fairem Handel zu kaufen, worauf wir im Folgenden ausführlich eingehen werden. Einige tun dies jedoch nicht und sie beeinträchtigen einen ohnehin schon unberechenbaren Markt weiter.

Als China und Russland in den Jahren 2016 und 2017 begannen, jährlich mehr Kaffee zu trinken, stieg der Preis für Kaffeebohnen erneut an und dieser Preisanstieg dauert bis heute an. Dies wirkt sich auch auf den Preis von Kaffeebeständen aus, die wie jede andere Art von Beständen gekauft und verkauft werden können.

Die Kette des Kaffeehandels beginnt bei den Herstellern (Bauern und Plantagen), die die Kaffeebohnen anbauen und ernten und geht dann zu den Exporteuren und Importeuren, die den Transport des Kaffees von einem Land in ein anderes übernehmen. Diese Exporteure und Importeure haben die größte Kontrolle über die Kaffeesorten, die schließlich an Kunden in der ganzen Welt verkauft werden. Wenn die Importeure zum Beispiel eine einzigartige Kaffeebohnensorte zur Verfügung haben, aber exorbitante Preise dafür verlangen, können die Röster diese nicht kaufen, sodass sie wahrscheinlich nicht weiter verbreitet wird.

Nach dem Import wird der Kaffee dann von den Röstern abgeholt, die ihn zu einer brühfähigen Form verarbeiten. Die Röster zahlen für ihre Bohnen Großhandelspreise von den Importeuren und erhöhen den Preis dann, wenn sie die Bohnen an Einzelhändler wie Kaffeefirmen, Märkte und Cafés verkaufen. Aus diesem Grund tendieren die Röster dazu, das meiste Geld aus dem gesamten Kaffeehandelsprozess herauszuholen.

Erst wenn die Bohnen die Einzelhändler erreichen, kommen sie schließlich zu dir, dem Verbraucher. Der Weg des Kaffees, von der Bohne zur Tasse, ist lang und nicht immer einfach. Es ist jedoch ein interessanter Weg und es kann von Vorteil sein, sich beim nächsten Kauf eines Pakets Kaffeebohnen etwas Zeit zu nehmen, um darüber nachzudenken, woher der Kaffee kommt.

Der Weg des Kaffees von der Bohne zur Tasse ist lang und nicht immer einfach.

FAIR TRADE KAFFEE

Die Produktion und der Verkauf von Kaffeebohnen auf der ganzen Welt sind von Anfang bis Ende mit vielen Bedenken verbunden. Wie bereits erwähnt, waren viele Kaffeebauern in Brasilien und anderen südamerikanischen Ländern gezwungen, ihre Plantagen aufzugeben und in manchmal unangenehme und unsichere Bedingungen zu ziehen, weil sie ihr Produkt lange Zeit nicht gewinnbringend verkaufen konnten. Dieses Thema führte zu einem weltweiten Fokus auf fair gehandelten Kaffee, der auch heute noch große Anerkennung findet.

Die Weltorganisation für fairen Handel definiert fairen Handel als eine Partnerschaft, die besagt, dass wahrer fairer Handel "Dialog, Transparenz und Respekt" beinhalten und sie die Bedingungen für die Arbeitnehmer verbessern müssen, die durch den Zustand des Handels und seine üblichen Praktiken negativ beeinflusst werden. Organisationen, die sich auf Produkte aus fairem Handel konzentrieren, arbeiten daran, positive Veränderungen im Klima des Kaffeehandels zu fördern und gleichzeitig die Verbraucher zufrieden zu stellen. Die Fair-Trade-Zertifizierung kann auch auf andere Produkte angewandt werden, wobei Kaffee eines der bekanntesten und auch eines der Produkte ist, die diesen Begriff bekannt gemacht haben.

Der faire Handel ermöglicht es den Kaffeeherstellern, mit den Importeuren zu kommunizieren und zum eigenen Nutzen zu verhandeln. Die Hersteller erhalten einen Pauschalbetrag für ihre Kaffeebohnen und die Importeure und Exporteure helfen ihnen dann beim Abbau ihrer Schulden, damit sie ihr Produkt weiterhin anbauen können.

Um als fairer Handel zertifiziert zu werden, muss ein Betrieb bestimmte Auflagen erfüllen. Dies ist jedoch nicht der einzige Schritt, der erforderlich ist und einige Farmen, die diese Anforderungen erfüllen, können immer noch nicht als Fair Trade zertifiziert werden, weil sie sich die hohen Kosten für die Zertifizierung nicht leisten können. Aus diesem Grund gibt es einige Leute, die der Meinung sind, dass der faire Handel auf lange Sicht nicht vorteilhaft ist und dass er wirklich nur größeren Unternehmen hilft, die nicht viel für kleinere Landwirte tun.

UMWELTBEDENKEN UND PRAXIS

Es gibt viele Umweltprobleme und Bedenken im Zusammenhang mit der Produktion von Kaffee. Mit dem wachsenden Umweltbewusstsein der Kaffeekonsumenten, sind diese Bedenken immer deutlicher zutage getreten. Zwar denken nicht alle Verbraucher über die Umweltauswirkungen ihres Kaffeekaufs nach, dennoch tun dies viele und es ist wichtig, vor dem Kauf zu verstehen, welche Auswirkungen dies haben kann.

Kaffeefarmen und südamerikanische Kaffeeplantagen haben in der Vergangenheit vielen Insekten- und Vogelarten, die im Schatten der Kaffeebäume leben, einen sicheren und abgeschiedenen Lebensraum geboten. Diese Farmen ähneln kleinen Wäldern und sind wichtige Teile der Ökosysteme in den jeweiligen Ländern. Diese Farmen werden mit altmodischen und traditionellen Methoden betrieben, wobei Abfälle aus dem Kaffeeproduktionsprozess als Dünger verwendet werden und die Schädlingsbekämpfung ohne den Einsatz von Chemikalien erfolgt. Sie verwenden keine Düngemittel und bauen regelmäßig Bananenbäume an, die Schatten spenden, um den Kaffeebäumen beim Wachsen zu helfen und um sich und ihre Familien zu ernähren.

Diese traditionelle Methode des Kaffeeanbaus änderte sich, als die Vereinigten Staaten diese Länder und Hersteller dafür bezahlten, ihre Methoden auf technologisch fortschrittlichere Methoden umzustellen. Diese neuen Methoden bedeuten zwar, dass Kaffee schneller produziert werden kann, aber sie schädigen auch die Wälder sowie die Pflanzen- und Tierwelt in den gesamten Gebieten beträchtlich. Eine weitere ernsthafte Sorge ist der Klimawandel, der, wenn er die Durchschnittstemperatur in den Kaffeeanbaugebieten erhöht, eine erhebliche Bedrohung für den Kaffeehandel darstellt.

Die Ablösung der natürlichen Beschattung der Kaffee- und Bananenbäume durch andere, modernisierte Anbaumethoden kann die Lebensräume vieler Vogel- und Insektenarten zerstören, die auf den Kaffeefarmen leben.

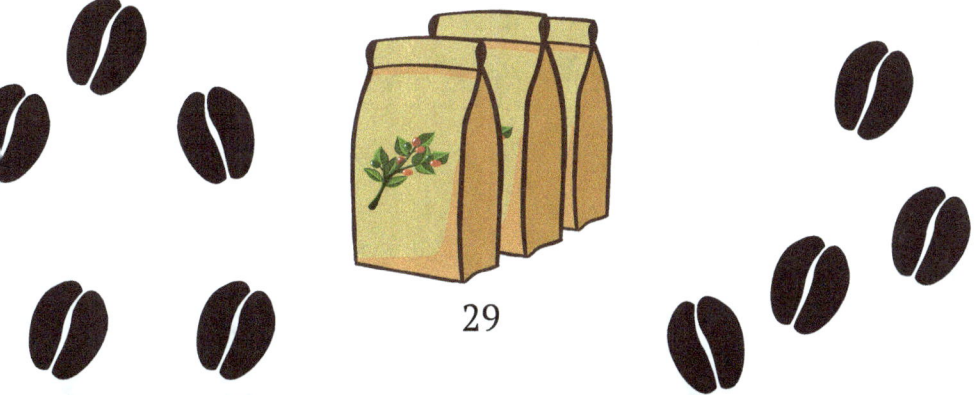

Darüber hinaus erfordern die neuen Methoden, einschließlich des Sonnenanbaus, chemische Düngemittel und Pestizide, um richtig zu funktionieren. Diese Chemikalien tragen zu einer zunehmenden Verschmutzung des Grund- und Oberflächenwassers auf oder in der Nähe von Kaffeefarmen bei und können auch zu einer weiteren Zerstörung von Lebensräumen in ganz Lateinamerika führen. Wenn diese Methoden weiterhin angewendet werden, kann sich die Bodenqualität verschlechtern und die Entwaldung kann sich schnell ausbreiten.

Dieses Problem besteht auch heute noch, obwohl es seit einiger Zeit weithin als Problem erkannt wird. Erst in den letzten Jahren haben lokale Regierungen und andere am Kaffeehandel Beteiligte versucht, die durch die Modernisierung der Kaffeeproduktion verursachten Schäden zu beheben. Heute bieten einige Erzeuger höhere Preise für den Kaffeeanbau durch umweltverträgliche Praktiken an. Andere Kaffeesorten dürfen als vogelfreundlich, biologisch oder im Schatten angebaut zertifiziert werden, um zu zeigen, dass sie mit umweltfreundlicheren Anbau- und Erntemethoden angebaut werden. Viele Kaffeekonsumenten sowie Organisationen und Unternehmen hoffen, in Zukunft die Kaffeeplantagen wieder zu ihren nachhaltigen Wurzeln zurückführen zu können.

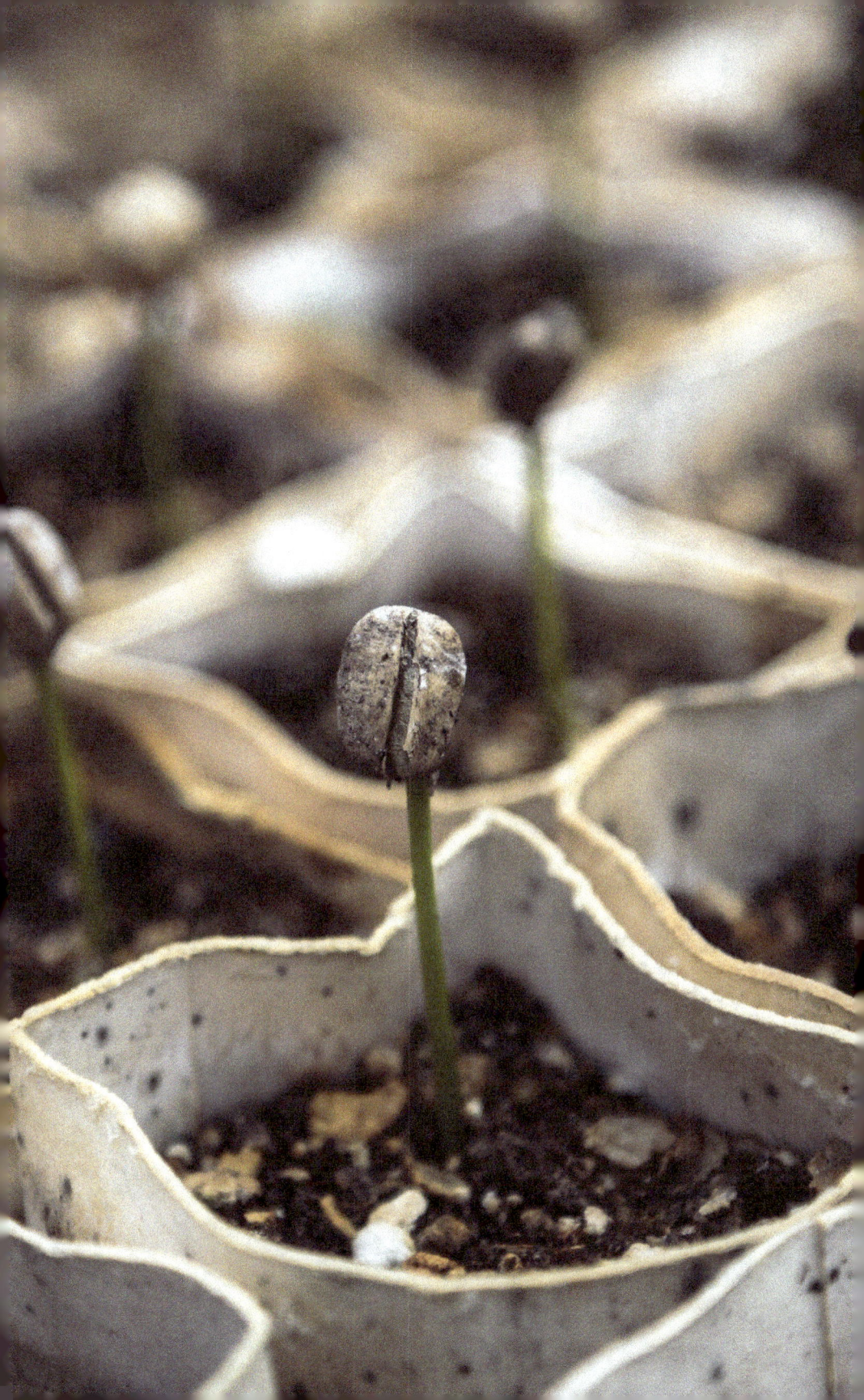

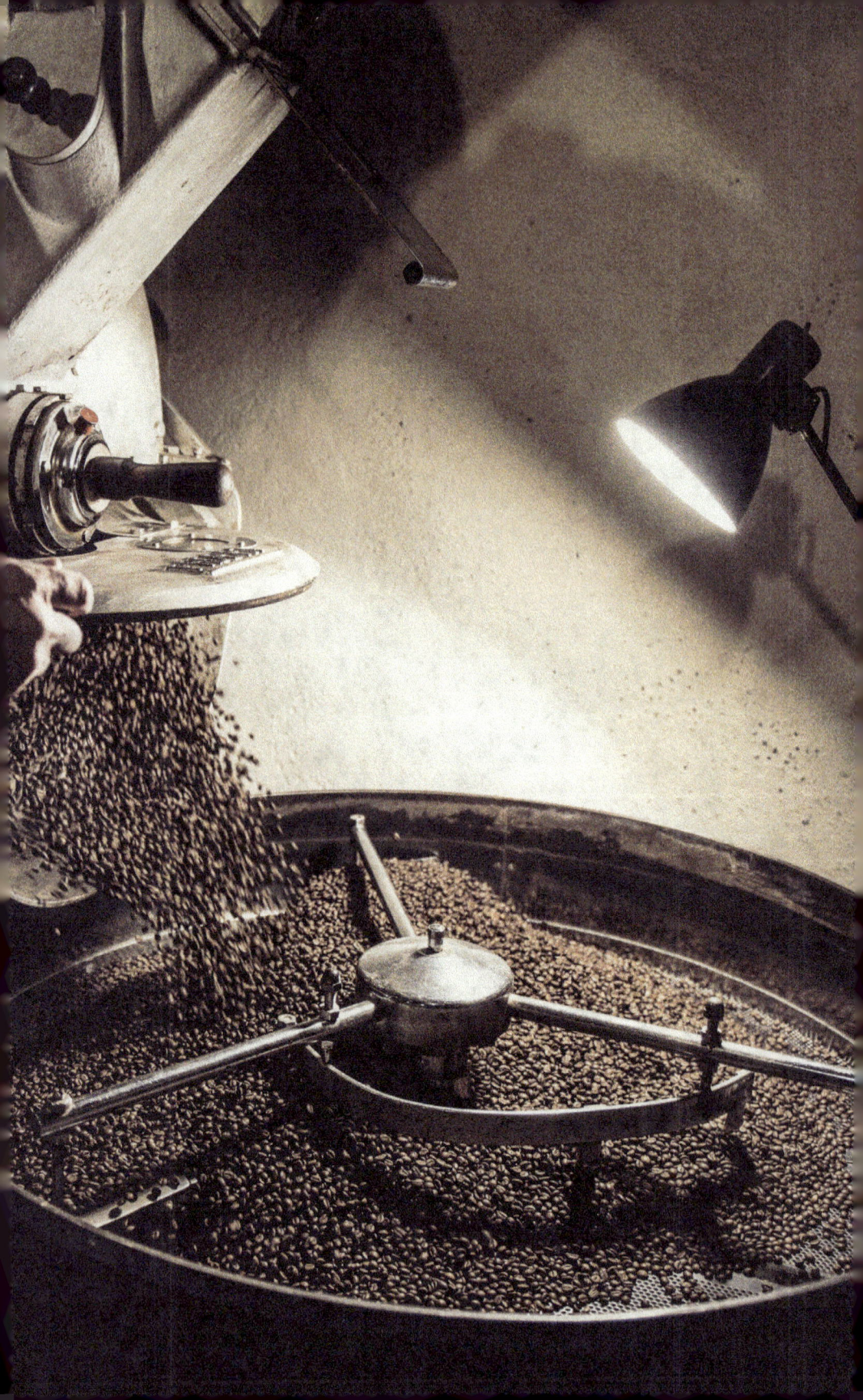

WIE KAFFE GERÖSTET WIRD

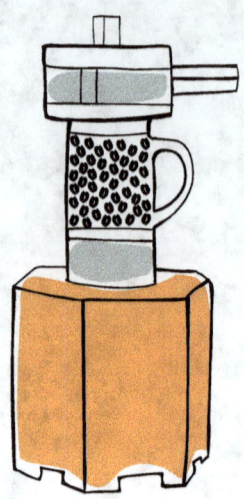

Obwohl die meisten Menschen wissen, dass Kaffeebohnen geröstet werden, bevor sie an die Verbraucher verkauft werden, ist das Verfahren, mit dem dies geschieht, nicht unbedingt allgemein bekannt. Wenn du deinen Kaffee von Grund auf verstehst, kannst du dieses Getränk mit jedem Schluck besser schätzen lernen. Wenn du etwas über den Prozess des Kaffeeröstens lernst, kann das einen großen Unterschied machen, wie du deine morgendliche Zubereitung genießt. In diesem Kapitel werden wir erörtern, was Kaffeerösten ist, sowie einige der Besonderheiten für alle, die einen Röster benutzen möchten.

WAS IST KAFFEERÖSTEN?

Die Kaffeeröstung ist der Prozess, durch den der Kaffee aus seinem natürlichen Zustand in einen Zustand verwandelt wird, der zum Brühen und Trinken verwendet werden kann. Wenn die Kaffeebohnen zum ersten Mal geröstet werden, sind sie noch grün, aber wenn sie fertig geröstet sind, nehmen sie eine deutlich braune Farbe an. Die Röstung basiert auf chemische Prozesse, die den Geschmack der Bohne verstärken und gleichzeitig den Koffeingehalt etwas verringern.

Die Kaffeeröstung erfolgt in einer schrittweisen Abfolge, die einfach klingt, sich aber auf einen hoch qualifizierten professionellen Röster verlässt, um sicherzustellen, dass sie angemessen gehandhabt wird, um unangenehme Geschmäcker im Endprodukt zu vermeiden. Zuerst werden die Bohnen sortiert, um unbrauchbare einzelne Bohnen, sowie unerwünschte Verunreinigungen zu entfernen, die möglicherweise ihren Weg in das Produkt gefunden haben.

Anschließend werden die Bohnen gewogen und dann zum Röster gebracht, wo sie zunächst die Wärme aufnehmen und dann selbst die Wärme abgeben, wobei sie gründlich auf die perfekte Temperatur erhitzt werden. Am Ende des Prozesses werden die Bohnen abgekühlt, bevor sie zur nächsten Phase auf ihrem Weg zum Kaffee übergehen.

BEI DER KAFFEERÖSTUNG VERWENDETE HITZEARTEN

Es gibt zwei Arten von Hitze, die bei der Kaffeeröstung verwendet werden: endotherme und exotherme Hitze. Endotherme Hitze, bedeutet, dass die Wärme von einer äußeren Quelle kommt und die Kaffeebohne umgibt, sie erwärmt und von außen nach innen kocht. Dieser Schritt ist erforderlich, um den Röstprozess zu beginnen und der Bohne zu helfen, die richtige Farbe und den richtigen Röstgrad zu erreichen, um den vom Röster gewünschten Geschmack zu erzeugen. Diese Art der Hitze wird aufrechterhalten, bis die Temperatur im Röster etwa 175 Grad Celsius oder 347 Grad Fahrenheit erreicht.

Sobald diese Temperatur erreicht ist, werden die Kaffeebohnen dann auf einen exothermen Kochprozess umgeschaltet. Das bedeutet, dass die Bohnen selbst die aufgenommene Wärme abgeben, wodurch sie sich mehr oder weniger gegenseitig rösten. Zu diesem Zeitpunkt wird der Röster den Kochprozess wahrscheinlich sorgfältig überwachen, um sicherzustellen, dass die Bohnen nicht zu heiß werden oder zu stark abkühlen, um den richtigen Geschmack und die richtige Röstung zu erreichen.

Beide Arten von Hitze, die bei der Kaffeeröstung auftreten, stellen einen präzisen Prozess dar, der leicht unterbrochen werden kann, wenn die Temperaturbereiche außer Kontrolle geraten. Dies ist nur einer der Gründe, warum das Kaffeerösten eine so schwer zu beherrschende Fähigkeit ist und warum sie viel Übung braucht, damit man sie erlernt.

WIE MAN FESTSTELLT, OB DER KAFFEE FERTIG GERÖSTET IST

Einer der wichtigsten Schritte beim Kaffeerösten ist die Frage, wann der Kaffee fertig geröstet ist. Dies erfordert viel Übung, aber es ist möglich zu lernen, den richtigen Zeitpunkt zu finden. Einige sehr erfahrene Röster können manchmal schon allein durch einen Blick auf die Bohne erkennen, wann sie fertig ist, doch normalerweise werden andere Methoden bevorzugt, um eine präzisere Röstung zu erreichen.

Eine andere Möglichkeit, zu erkennen, dass der Kaffee fertig geröstet ist, ist der Geruch. Die Kaffeebohnen werden beim Rösten anfangen, nach Kaffee zu riechen und je länger sie geröstet werden, desto mehr wird das Aroma dem Kaffee ähneln. Denke einfach daran, dass sie, wenn sie zu lange geröstet werden, verbrannt riechen und einen unangenehmen Geschmack annehmen werden.

Die letzte Möglichkeit, zu überprüfen, ob deine Bohnen fertig geröstet sind oder nicht, ist, ihnen zuzuhören. Wenn der Röstvorgang beginnt, hört man ein Knallen der Bohnen - bekannt als Crack - ähnlich wie beim Popcorn. Dieses erste Knallgeräusch bedeutet, dass die Bohnen das allerleichteste Bräunungsstadium erreicht haben, bei dem sie zu Kaffee gebrüht werden können. Man muss sie jedoch viel länger ruhen lassen, wenn sie andere Röstgrade erreichen sollen. Wenn sie das Stadium der dunklen Röstung erreicht haben, werden sie ein zweites Mal aufplatzen. Denke also daran, dass Kaffee mit mittlerer Röstung irgendwo zwischen diesen beiden Cracks liegt.

VERSCHIEDENE RÖSTGRADE

Technisch gesehen gibt es drei Röstgrade. Es gibt jedoch viele verschiedene Namen und Stilrichtungen von Röstungen, die in diese drei Kategorien fallen. Einige dieser individuellen Stile unterscheiden sich nur durch einige wenige Minuten Röstzeit voneinander. Daher ist es wichtig, sehr vorsichtig zu sein, wenn du versuchst, einen bestimmten Geschmack aus deinen Kaffeebohnen herauszuholen. Bedenke diese Kategorien, damit du eine bessere Vorstellung davon bekommst, welche Röstungsnamen in welche Stufen fallen:

» LEICHTE RÖSTUNG. Zu dieser Röstkategorie gehören Bohnen, die von außen trocken aussehen und nur einmal aufgeplatzt sind. Sie schmecken noch nicht wie geröstete Bohnen und haben einen höheren Säuregehalt sowie einen höheren Koffeingehalt als andere Röstungen, da sie ihrer natürlichen Form noch näher sind.

Zu den leichten Röstungen gehören unter anderem die Neuenglandröstung, die Zimtröstung und die mäßig-leichte Röstung.

» MITTLERE RÖSTUNG. Diese Röstkategorie ist einmal aufgeplatzt, wurde aber über diesen Punkt hinaus geröstet. Diese Bohnen sind ebenfalls außen trocken und haben einen etwas bittereren, gerösteten Geschmack als leichte Röstungen, aber nicht viel. Sie sind weniger säurehaltig und liegen in Bezug auf den Koffeingehalt in der Mitte.

Zu den mittleren Röstungen gehören u.a. die City-Röstung und die Full City-Röstung.

» DUNKLE RÖSTUNG. Bei dieser Röstung wird die Außenseite der Bohne glänzend und sieht ölig aus. Das liegt daran, dass die Öle im Inneren der Bohnen begonnen haben, an die Oberfläche zu treten. Dunkel geröstete Bohnen platzen zweimal auf, bevor sie fertig geröstet sind, und sie schmecken viel bitterer als die

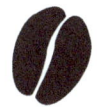
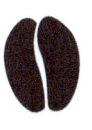
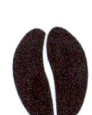

beiden anderen Röstarten. Diese Bohnen haben einen viel geringeren Koffeingehalt als leichte Röstungen.

Zu den dunklen Braten gehören u.a. die französische Röstung, die Wiener Röstung und die italienische Röstung.

KAUF EINES RÖSTERS

Die Anschaffung eines Kaffeerösters kann eine interessante Möglichkeit sein, mit dem Rösten Ihrer Bohnen daheim zu beginnen. Zu erfahren, welcher Kaffeeröster die richtige Wahl ist, kann jedoch eine echte Herausforderung sein. Hier sind ein paar Tipps, die du bei der Auswahl eines Rösters für den Hausgebrauch beachten solltest:

» Beachte die Geschwindigkeit des Rösters. Wenn du die Sache schnell erledigen musst, solltest du einen Röster wählen, der zügiger arbeitet als andere.

» Überlege dir, ob der Röster für Anfänger gedacht ist oder nicht. Einige sind schwieriger zu bedienen als andere. Wähle einen, der nicht viele komplizierte Funktionen hat, um dir den Einstieg zu erleichtern.

» Überlege, wie viele Einstellungen du möchtest. Bei einigen Röstern kannst du die Einstellungen sehr präzise vornehmen, während du bei anderen nur zwischen heller, mittlerer und dunkler Röstung wählen kannst.

» Entscheide dich für die gewünschte Menge an Bohnen, die du zu einem bestimmten Zeitpunkt rösten möchtest. Vielleicht möchtest du in kleine Mengen arbeiten, damit deine Bohnen nicht schon vor dem Brühen schal sind, oder du suchst nach einem Großröster, der eine große Menge auf einmal verarbeiten kann. Im Allgemeinen verlieren die Kaffeebohnen ihre Frische, sobald sie geröstet sind. Der Stan-

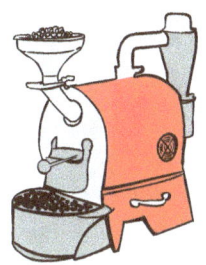

dardtipp ist, nur so viele Bohnen zu rösten und zu verwenden, wie du wahrscheinlich innerhalb von zwei Wochen verbrauchen würdest. So bekommst du den frischesten Kaffee für maximalen Kaffeegenuss.

WIE MAN ROHE KAFFEEBOHNEN IN EINEM RÖSTER RÖSTET

Wenn du einen Röster benutzt, ist der Prozess des Röstens von Kaffeebohnen ziemlich einfach. Dennoch musst du dir Zeit nehmen, wenn du wirklich erfahren genug sein willst, um auf präzise Temperaturen und Aromen zu rösten. Hier der allgemeine Prozess der Röstung in einem Röster:

» Befolge die Gebrauchsanweisung, die deinem Röster beiliegt, um die richtige Menge an Bohnen zum Einfüllen zu bestimmen und fülle den Röster dann bis zur richtigen Höhe.

» Schalte den Röster ein und röste, bis die Bohnen die gewünschte Farbe erreicht haben. Vergiss nicht, dass es etwas Übung braucht, um dies richtig zu beherrschen.

» Schütte den Kaffee aus dem Röster und lass ihn unter leichtem Rühren stehen, um ihn gleichmäßig zu erhitzen.

» Kühle und lagere die Bohnen, bis du sie schließlich brühst.

SICHERHEIT BEIM RÖSTEN

Wie bei jedem Kochen und jeder Lebensmittelzubereitung, die du zu Hause probierst, ist es wichtig, ein paar Sicherheitstipps zu beachten. Bedenke, dass dein Kaffeeröster ein beheiztes Gerät ist und dass die Bohnen selbst ziemlich heiß sind, wenn du sie aus dem Röster nimmst. Gehe vorsichtig damit um, und lasse den Röster nicht unbeaufsichtigt, während er läuft. Achte darauf, dass das Kabel nicht in der Nähe von Wasser gelangt.

Beim Rösten von Bohnen wird bei der Erwärmung Kohlendioxid freigesetzt. Betreibe deinen Kaffeeröster daher in einem belüfteten Raum und bedecke keine Ventilatoren an der Außenseite des Geräts. Das CO2-Gas aus dem Kaffeeröster kann gefährlich sein. Stelle also sicher, dass es sich nicht in deinem Haus ansammelt.

Öffne den Kaffeeröster nicht, während er in Betrieb ist. Dies kann ein erhöhtes Brand- und Verbrennungsrisiko sowie das Einatmen von Rauch verursachen. Es sollte selbstverständlich sein, den Kaffeeröster niemals Kindern zu überlassen.

TIPPS UND TRICKS WÄHREND UND NACH DEM RÖSTEN

Da du jetzt ein bisschen über den Prozess des Kaffeeröstens Bescheid weißt, sind hier ein paar Tipps, die du dir merken kannst, um das Beste aus dem Erlebnis zu machen.

» Lerne, den Geruch der gewünschten Röstung zu erkennen.
» Bleibe in der Nähe und höre auf den ersten und zweiten Pop.
» Starte beim Rösten zu Hause nicht mit ganz grünen Kaffeebohnen, da sie schwerer zu rösten sind und möglicherweise sogar die Kaffeeröster zu Hause beschädigen können.
» Um beste Ergebnisse zu erzielen, sollte man die Kaffeebohnen in einem luftdichten Behälter an einem kühlen, dunklen Ort aufbewahren.

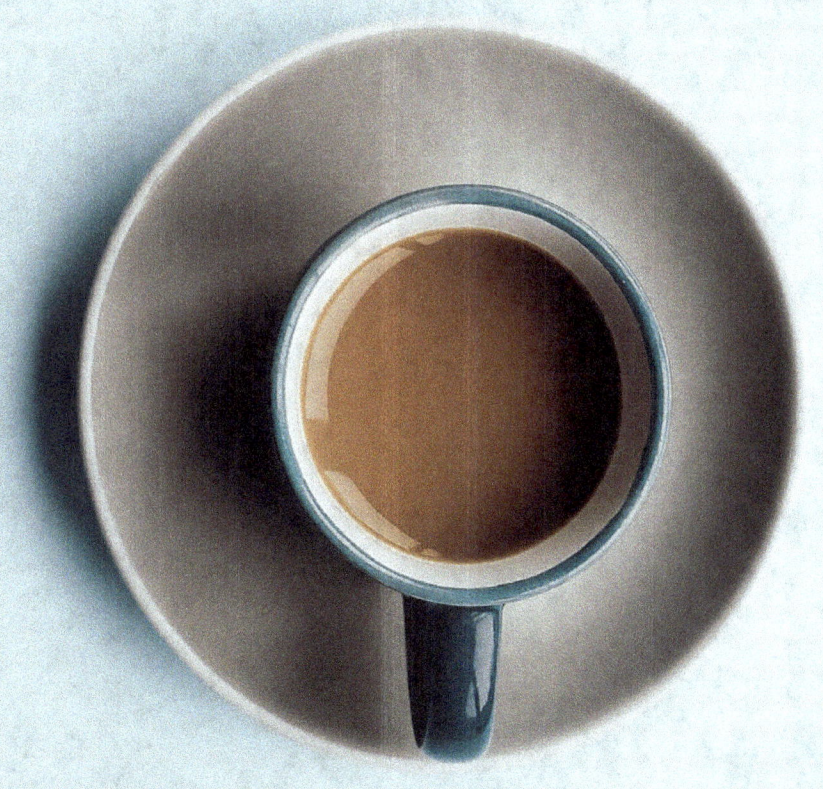

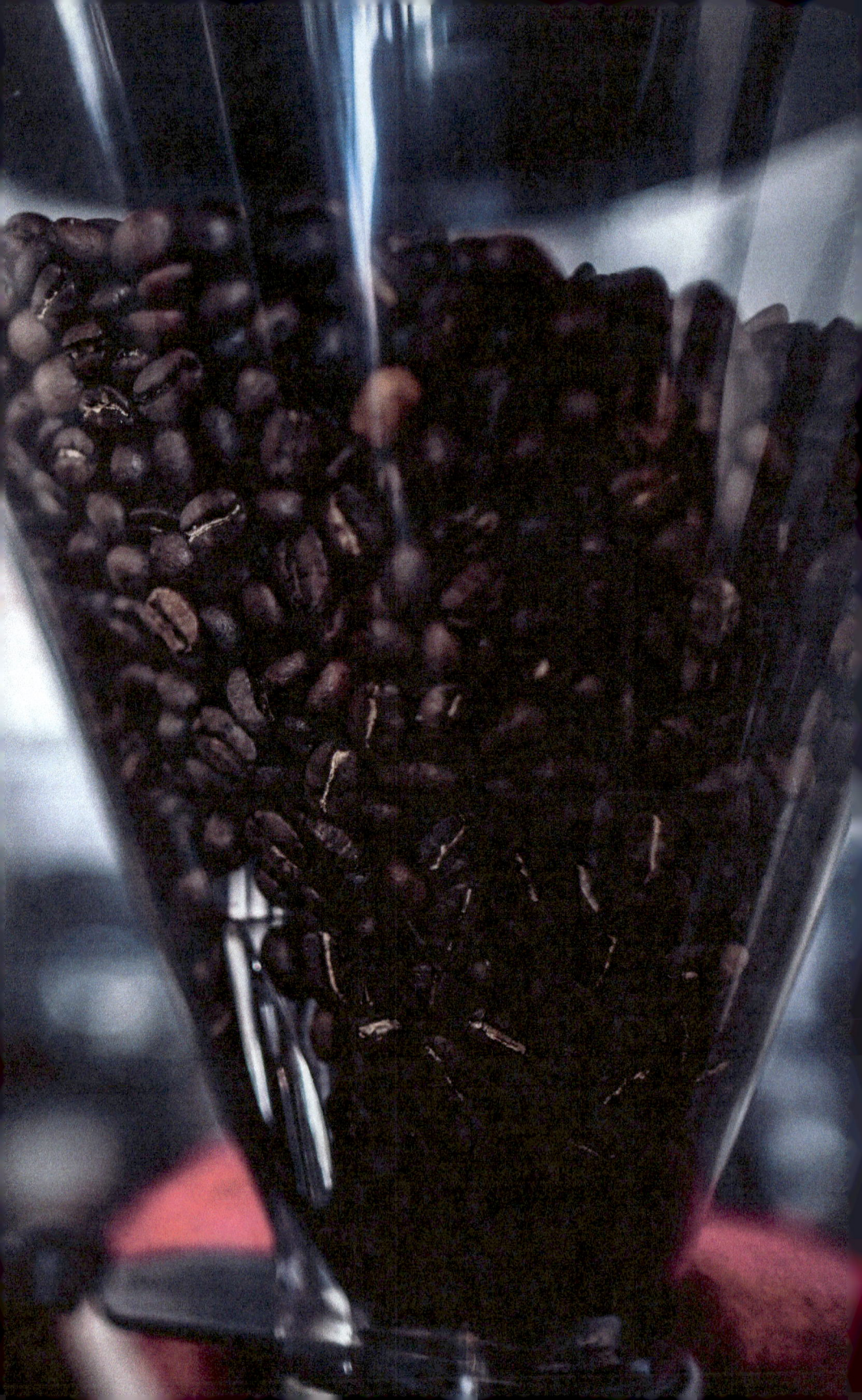

KAFFEERÖSTEN ZU HAUSE

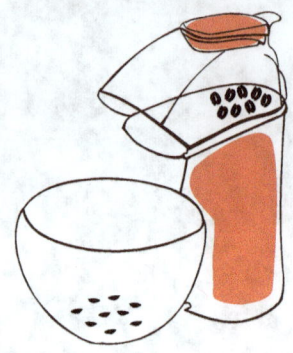

Kaffee zu Hause

zu kochen und die perfekte Tasse zu kreieren, kann eine schöne und lohnende Erfahrung sein, besonders wenn du dich für die Welt des Kaffees interessierst. Möchtest du jedoch wirklich etwas Neues und etwas Außergewöhnliches ausprobieren, solltest du vielleicht versuchen, den Kaffee zu Hause selbst zu rösten. Wenn du nie daran gedacht hast, Kaffee zu Hause rösten kannst, hast du Glück gehabt. In diesem Kapitel geben wir dir alle Informationen, die du brauchst, um mit deiner Kaffeerösterei zu Hause zu beginnen.

WO MAN GRÜNE KAFFEEBOHNEN KAUFEN KANN

Ungeröstete Kaffeebohnen, auch grüne Kaffeebohnen genannt, sind womöglich schwer zu finden. Wenn man jedoch weiß, wo man suchen muss, ist es einfacher, eine gute Charge Rohkaffee zu finden. Die Auswahl von gutem Rohkaffee erfordert einige Schritte.

Wähle die Region deiner Bohnen. Es ist wichtig, dass du dich vor dem Kauf für eine Region entscheidest, da einige Anbieter und Geschäfte die Produkte nach ihrer Herkunft trennen. Andere bieten möglicherweise nur Bohnen von dem einen oder anderen Ort an.

Bohnen aus Mittel- und Südamerika eignen sich gut für Anfänger beim Rösten. Diese Bohnen bieten milde Aromen in vielen Sorten, die für alle Arten von Röststufen- und Techniken geeignet sind. Bohnen aus Brasilien bleiben eine beliebte Wahl bei neuen Röstern für den Hausgebrauch, insbesondere weil diese Bohnen süßer sind als einige der anderen Varianten, da draußen. Wähle eine Bohne aus dieser Region für leichte und mittlere Röstungen mit einigen dunkleren Variationen.

Kaffeebohnen aus Indonesien können wesentlich günstiger sein, als die aus anderen Regionen. Allerdings hat dieser Kaffee einen stärkeren und manchmal bitteren Geschmack, sodass er vielleicht nicht jedermanns Sache ist.

Du kannst auch versuchen, Rohkaffee aus anderen Regionen zu rösten. Die beiden hier erwähnten sind jedoch die am häufigsten vorkommenden und am einfachsten zu finden, sodass sie sich für diejenigen eignen, die gerade erst anfangen.

Bleibe bei den Arabica Bohnen, vor allem wenn du noch nicht sehr erfahren bist. Robusta Bohnen sind eine Kaffeesorte von geringerer Qualität und haben möglicherweise keinen guten Geschmack. Nur ein erfahrener Kaffeeröster weiß, wie man die feinen Komponenten einer Robusta Kaffeebohne hervorhebt. Einige Mischungen enthalten jedoch einen Teil dieser Bohnen und der Kauf einer Mischung mit etwas Robusta kann bares Geld sparen. Aus diesem Grund scheuen sich auch einige Einsteiger nicht, Mischungen zu kaufen.

Wenn möglich, sollte man den Verkäufer nach dem spezifischen Geschmacksprofil und den Aspekten der in Betracht gezogenen Kaffeebohnen fragen. Je nachdem, wo du deine Bohnen bekommst, kannst du diese Informationen nicht immer herausfinden. Informiere dich, wenn möglich, über den Säuregehalt, den Charakter und den Geschmack der Bohnen.

Entscheide, ob du fair gehandelte, biologische, vogelfreundliche oder andere Kategorien von Bohnen beziehen möchtest oder nicht. Wenn du es dir leisten kannst, ist es eine gute Idee, auf dem Etikett nach mindestens einer dieser Eigenschaften zu suchen.

Du kannst Bohnen online bestellen, doch du solltest es beim ersten Kauf von Rohkaffee wahrscheinlich nicht tun. Es ist besser, die Bohnen vor dem Kauf riechen und begutachten zu können. Wenn du online bestellst, solltest du dich an vertrauenswürdige Anbieter mit guten Bewertungen und einem guten Ruf unter den Kaffeeröstern halten.

DINGE, DIE DU BENÖTIGST

Besorge dir die benötigten Gegenstände, bevor du mit dem Röstprozess beginnst. Obwohl einige davon optional sind, muss das meiste davon griffbereit sein, um möglichst einfach und reibungslos zu arbeiten. Es gibt mehr als nur eine Methode, um Kaffeebohnen zu Hause zu rösten, also vergewissere dich, dass du die für den richtigen Prozess benötigten Artikel bereithältst.

FÜR DIE OFENRÖSTUNG:

» Ofen
» Backblech mit Perforationen. Achte darauf, dass die Löcher nicht so groß sind, dass die Kaffeebohnen durch sie hindurchfallen können.
» Küchenuhr
» Holzlöffel oder Spatel
» Robuster Ofenhandschuh zur Sicherheit
» Metallsieb

FÜR POPCORN-POPPER-RÖSTUNG:

» Popcorn Popper (Luftklappe mit seitlichen Öffnungen - nicht auf der Unterseite)
» Schale zum Auffangen von Bohnenschalen
» Holzlöffel
» Metallsieb

OFENRÖSTUNG

Folge diesen Schritten, um zu erfahren, wie du deine Kaffeebohnen im Ofen röstest. Diese Methode ist nicht so einfach wie das unten aufgeführte Popcorn-Popping, bietet dir aber ein wenig mehr Kontrolle über die Art und Weise, wie die Bohnen geröstet werden, sowie über die Aromen und den Geschmack, die du aus den gewählten Bohnen gewinnen kannst.

Je nachdem, ob du einen Elektro- oder Gasofen hast, kann die Temperatur, die du für das Vorheizen einstellen musst, unterschiedlich sein. Es wird empfohlen, mit 260 Grad Celsius für den Elektroherd zu beginnen und etwas niedriger, etwa 246 für den Gasherd. Möglicherweise musst du dies jedoch anpassen, um die richtige Röstung zu erhalten.

Verteile die Bohnen so über die Backform, dass sie sich alle berühren, aber nicht aufeinander liegen. Stelle sicher, dass sie die Bodenfläche der Form bedecken.

Öffne einige Fenster und schalte ein paar Ventilatoren ein. Du solltest auch die Belüftung deines Ofens einschalten, aber bedenke, dass dies allein wahrscheinlich nicht ausreicht, um den Rauch, der beim Rösten entsteht, zu beseitigen. Bedenke, dass während des Röstens die Rauchmelder möglicherweise ausgelöst werden können.

Achte darauf, dass du die Bohnen problemlos aus dem Ofen holen und nach dem Rösten irgendwo im Freien abkühlen kannst. Du musst die Temperatur nach dem Rösten schnell senken, deshalb ist es sinnvoll, die Bohnen nach draußen zu bringen.

Nachdem der Ofen fertig vorgeheizt ist, lege das Tablett mit den Bohnen hinein und schließe die Tür. Schalte die Küchenuhr ein und bleibe in der Nähe des Ofens.

Wenn du die ersten paar Mal röstest, kontrolliere die Bohnen zunächst häufiger. Wenn du merkst, dass sie an einer Stelle mehr geröstet werden als an anderen, rühre sie bei Bedarf zügig um. Öffne die Ofentür nicht zu oft und lass sie nicht länger als ein paar Sekunden offen.

Achte auf den ersten Knall der Bohnen. Dadurch erfährst du, dass der Rohkaffee den Punkt kurz vor der leichten Röstung erreicht hat. Wenn du keine dunkle Röstung möchtest, musst du sie herausnehmen, bevor du ein zweites Knallgeräusch hörst. Wenn du jedoch einen sehr dunklen Kaffee möchtest, musst du auf zwei Pops warten.

Sobald die Bohnen die gewünschte Farbe haben, nimmst du sie aus dem Ofen und bringst sie schnell und vorsichtig zum Abkühlen nach draußen. Lege sie in ein Metallsieb und schüttele sie leicht, um sie abzukühlen und gleichzeitig die Schale von den Bohnen zu entfernen.

Die Röstung des Kaffees dauert in der Regel zehn bis fünfzehn Minuten, je nach Ofen, Backform und gewünschtem Röstgrad. Bei der Verwendung eines Backofens kann es viel Übung erfordern, um dies richtig hinzubekommen, aber mit genügend Praxis wirst du die perfekten Kaffeebohnen im Handumdrehen direkt in deiner eigenen Küche rösten können.

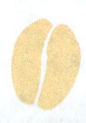
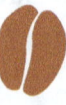

POPCORN POPPER

Es ist einfacher, Kaffee zu Hause in einem Popcorn-Popper zu rösten, auch wenn es etwas gewöhnungsbedürftig ist. Mit ein wenig Übung kann man leicht lernen, wie man mit dieser einfachen Methode die perfekte Röstung für seinen Kaffee erreicht.

Platziere deinen Popcorn-Popper an einem Ort, an dem der Rauch keine größeren Probleme verursacht. Manche Leute bevorzugen es, dies im Freien oder in der Nähe eines Fensters zu tun, aber manchmal reicht auch der Abzug des Ofens aus, um mit dem Rauch fertig zu werden. Wie bei der Ofenmethode muss man auch hier mit viel Rauch und der Möglichkeit rechnen, dass die Rauchmelder ausgelöst werden.

Schau dir die Empfehlungen des Herstellers an, wie viel Popcorn auf einmal in den Popcorn-Popper gegeben werden sollte. Messe das gleiche Gewicht in Kaffeebohnen und lege sie in den Popcorn-Popper.

Setze den Deckel, die Butterschale und andere Teile des Popcorn-Poppers wie beim normalen Betrieb ein. Denke daran, dass die Kaffeebohnen unbedingt länger im Popcorn-Popper bleiben müssen als die Popcorn-Körner. Bei dieser Methode besteht die Gefahr, dass deine Butterdose schmilzt. Alle Popcorn-Popper sind individuell, daher solltest du einen Popcorn-Popper zum Rösten nach bestem Wissen und Gewissen auswählen.

Stelle eine Schüssel oder ein anderes Gefäß unter den Popcorn-Schacht. Diese dient dazu, die Schalen der Kaffeebohnen aufzufangen, wenn sie während des Prozesses abgeworfen werden.

Schalte die Maschine ein. Bleibe in der Nähe, damit du das erste Knallgeräusch hören kannst, wie bei der Ofenröstung auch. Auch hier gelten die gleichen Regeln - ein Knacken bedeutet, dass du dich der hellen Röstung näherst, während zwei Knacken bedeuten, dass du dich im Bereich der dunklen Röstung befindest. Es sollte nur zwei oder drei Minuten dauern, bis das erste Knacken zu hören ist.

Etwa eine Minute nach dem ersten Knacken überprüfst du die Bohnen auf Farbe und Röstung. Beginne, die Bohnen immer wieder zu prüfen, bis sie die gewünschte Farbe erreicht haben.

Für eine helle Röstung sollte es etwa vier Minuten dauern, für eine sehr dunkle Röstung nach Espresso-Art bis zu sieben Minuten, wobei zwischen diesen beiden Phasen eine mittlere liegt. Lasse die Bohnen nicht unbeaufsichtigt, da sich die Röstfarbe sehr schnell ändern kann.

Achte darauf, die Bohnen aus der Maschine zu nehmen, kurz bevor sie die gewünschte Dunkelheit erreichen. Dadurch werden die Bohnen von innen weiter gegart, wenn sie auf Raumtemperatur abkühlen, und können so das Anbrennen der Bohnen verhindern, insbesondere wenn du eine dunklere Röstung anstrebst.

Lege die Bohnen in das Metallsieb und rühre sie mit einem Holzlöffel um, bis sie soweit abgekühlt sind, dass sie handwarm sind.

Unbedingt die Bohnen aus der Maschine nehmen, kurz bevor sie die gewünschte Farbe erreichen.

ABKÜHLEN UND WARTEN

Ganz gleich, welche Röstmethode du wählst, du musst warten, bis die Bohnen abgekühlt sind, bevor du sie weiterverarbeiten kannst. Es mag zwar verlockend sein, diesen Schritt zu überspringen, doch er ist entscheidend dafür, dass deine Bohnen ausgezeichnet schmecken und frisch bleiben.

Der wichtigste Grund, warum du deine Bohnen schnell abkühlen musst, ist, dass sie sonst von innen nach außen weitergeröstet werden. Dadurch verbrennen sie schnell und entwickeln einen bitteren, sauren Geschmack, den man einfach nicht in seinem Kaffee haben möchte. Allerdings können sie in diesem Stadium auch nicht viel Wasser ausgesetzt werden, sodass es keine Möglichkeit gibt, sie zum Abkühlen zu tränken.

Es wird weithin empfohlen, die in den beiden oben genannten Leitfäden aufgeführte Metallsiebmethode zum Kühlen deiner Kaffeebohnen zu verwenden. Das Rühren der Bohnen und das Zirkulieren von Luft um die Bohnen herum ist eine gute Möglichkeit, die Temperatur schnell zu senken. Wenn du dies im Freien machst, kann dies sogar noch hilfreicher sein.

Wenn es beim Rösten deiner Bohnen draußen sehr heiß ist, solltest du sie vielleicht sehr vorsichtig mit kaltem Wasser aus einer Sprühflasche besprühen. Übertreibe es nicht und gehe immer auf Nummer sicher, wenn du dich dafür entscheidest. Wenn du die heißen Bohnen besprühst, solltest du den Nebel aus der Sprühflasche sofort verdunsten sehen. So bleiben sie kühler, ohne dass sie von Wasser durchtränkt und ruiniert werden.

Wenn alles andere fehlschlägt, röste morgens oder abends, damit du dir nicht so viele Sorgen um die Hitze machen musst. Und bedenke auch, dass die Feuchtigkeit im Freien es erschweren kann, deine Kaffeebohnen rechtzeitig abzukühlen. Vergiss nicht, das Wetter zu berücksichtigen, wenn du den Versuch wagst, zu Hause zu rösten.

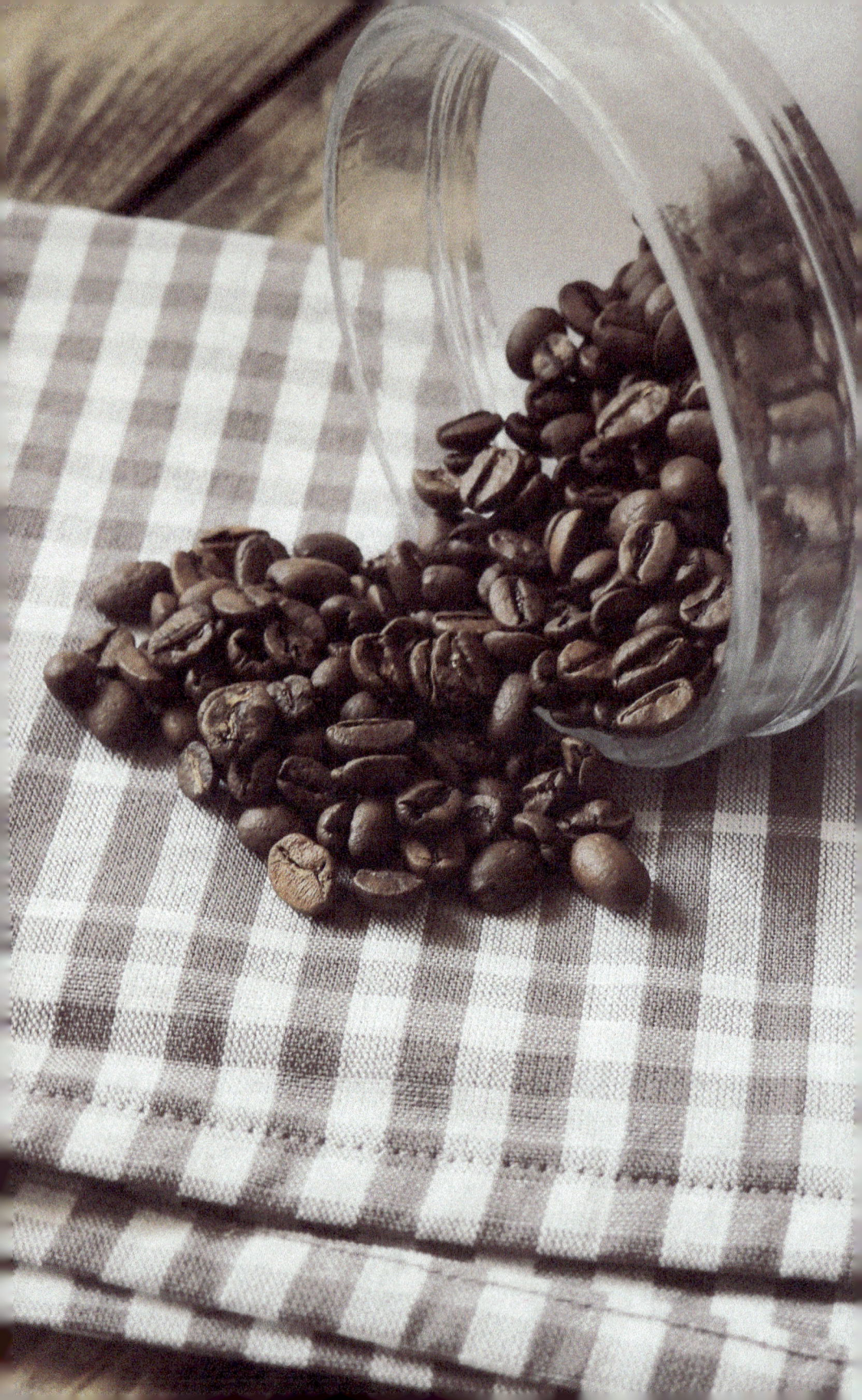

WIE MAN KAFFEE
KAUFT UND LAGERT

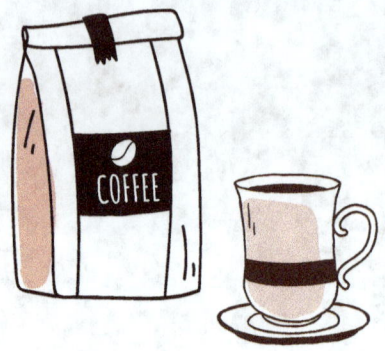

Nachdem du nun ein wenig darüber gelernt hast, was Kaffee ist und woher er kommt, ist es an der Zeit, sich in den Bereich des Kaffeekaufs zu begeben. Wenn du in den Laden gehst, um Kaffee zu kaufen, denkst du vielleicht, es sei so einfach wie das Wählen zwischen koffeinhaltigem oder koffeinfreiem Kaffee. Allerdings gibt es einige zusätzliche Faktoren, die bei der Auswahl des Kaffees eine Rolle spielen und die Wahl eines guten Kaffees, der deinen Bedürfnissen und Vorlieben entspricht, schwierig sein kann. In diesem Kapitel werden wir dir helfen, besser zu verstehen, wie du deinen Kaffee kaufst und wie du ihn aufbewahrst, wenn du ihn mit nach Hause bringst.

GANZE BOHNEN VS. GEMAHLENE

Es gibt im Wesentlichen zwei Arten von Kaffee: ganze Bohnen und gemahlenen Kaffee. Wo auch immer du dich für den Kauf deiner Kaffeebohnen entscheidest, wirst du beide Optionen in den Regalen finden. Einige Leute ziehen es vor, sich an bereits vor dem Verpacken vorgemahlenen Kaffee zu halten, während andere ihn zu Hause selbst mahlen. Es gibt jedoch Vor- und Nachteile beider Varianten und es ist eine gute Idee, die Vor- und Nachteile jeder dieser Optionen zu verstehen, damit du die richtige Wahl treffen kannst.

Wirf einen Blick auf die beiden Kaffeesorten und überlege, welche davon für dich am interessantesten sein könnte.

GANZE KAFFEEBOHNEN

Wenn du einen Beutel mit ganzen Kaffeebohnen kaufst, bekommst du ein Produkt, das so frisch wie nur möglich ist. Diese Bohnen sind noch in dem Zustand, in dem sie sich befanden, als sie ihre Farm verließen und sie haben noch nicht viel von ihrem Geschmack verloren. Sie sehen so aus, riechen und schmecken noch genauso intensiv wie unmittelbar nach der Verarbeitung. Das ist der Grund, warum viele Verbraucher es vorziehen, ihre Bohnen ganz zu kaufen, damit sie den Geschmack des Kaffees so genießen können, wie er beabsichtigt war - direkt aus der Natur in die Tasse.

Ganze Bohnen sind jedoch etwas mühsamer als die vorgemahlene Variante. Wenn du ganze Bohnen kaufst, musst du dir überlegen, wie du sie aufbewahren musst, um ihre Frische zu bewahren. Der Sinn der Zubereitung von Kaffee aus ganzen Bohnen besteht darin, bei jedem Aufbrühen den frischesten Geschmack zu genießen, daher ist es entscheidend, die richtigen Entscheidungen zur Lagerung zu treffen, um dies zu gewährleisten.

Es ist auch etwas umständlicher, ganze Bohnen zu kaufen, da du den Kaffee selbst mahlen musst. Dies erfordert eine Kaffeemühle oder ein anderes Gerät sowie Zeit, um diese Arbeit regelmäßig durchzuführen.

GEMAHLENE KAFFEEBOHNEN

Wie du in den vorherigen Kapiteln gelernt hast, durchläuft Kaffee einen langwierigen Prozess, bevor er die Bohnenform erreicht, die die meisten Verbraucher kennen. Sobald die Bohnen diese Reise beendet haben - und sobald sie geröstet sind - verlieren sie ihren Geschmack. Mit anderen Worten: Kaffee ist verderblich. Je länger er auf einer Farm oder in einem Lager steht, desto grösser ist die Chance, dass er seine Frische verliert. Meistens erreicht der Kaffee die Käufer, bevor er zu viel von seinem Geschmacksprofil verliert. Dies ist jedoch nicht immer gegeben und gemahlener Kaffee kann durch den natürlichen Alterungsprozess am meisten leiden.

Wenn Kaffeebohnen gemahlen werden, beginnen Geschmack und Aroma sofort zu entweichen. Kaffee, der vor dem Verpacken vorgemahlen wurde, wird niemals so gut schmecken oder riechen wie ganze, frische Kaffeebohnen. Auch aus diesem Grund kann gemahlener Kaffee bei dir zu Hause viel früher verderben als ganze Kaffeebohnen.

Gemahlener Kaffee dagegen ist viel bequemer zu kaufen, da du dich nicht darum kümmern musst, ihn selbst zu mahlen. Wenn du keine eigene Kaffeemühle besitzt oder keine Zeit hast, dich regelmäßig um das Mahlen der Bohnen zu kümmern, ist dies vielleicht die bessere Option für dich.

Letztendlich liegt die Wahl bei dir. Einige Leute schwören auf gemahlenen Kaffee, während andere nur ganzen Kaffee kaufen. Der Preisunterschied zwischen den beiden ist nicht groß, sodass es keine finanziellen Gründe gibt, warum du vielleicht das eine oder das andere wählen solltest. Der größte Unterschied liegt im Geschmack, wobei auch die Haltbarkeit und das Aroma eine Rolle spielen. Denke einfach daran, dass du etwas zum mahlen deines Kaffees kaufen musst, wenn du dich für ganze Bohnen entscheidest, und du musst auch deine Mahlfähigkeiten auffrischen (mehr über das Mahlen von Kaffee später).

Für das beste Kaffeeerlebnis empfiehlt sich die Verwendung ganzer Bohnen.

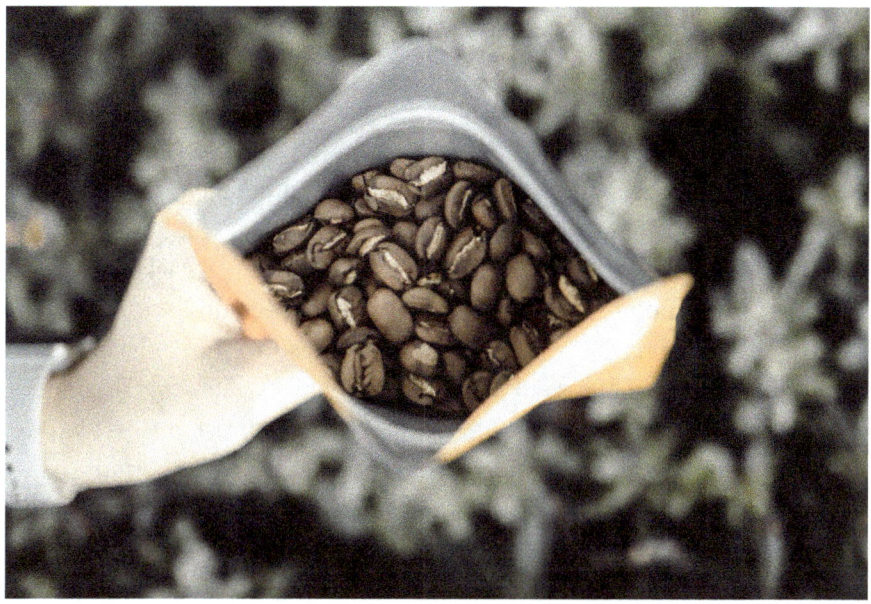

RÖSTDATUM

Kaffee hält nicht so lange, wie man denken könnte. Viele Menschen kaufen große Mengen vorgemahlenen Kaffee und bewahren ihn monatelang im Kühlschrank, in der Tiefkühltruhe oder in der Speisekammer auf, wobei sie ihn langsam aufbrauchen, bevor sie den Ablauf wiederholen. Obwohl du auf diese Weise sicherlich jeden Morgen eine Tasse Kaffee zum Trinken erhältst, ist dies nicht der beste Weg, um deinen Kaffee zu genießen. Kaffee in großen Mengen zu kaufen, ist keine gute Option, es sei denn, du planst, alles sehr schnell zu trinken, denn er wird schneller schlecht werden, als dir klar ist. Wenn du dein Morgengebräu genießen möchtest, gibt es bessere Methoden.

Wenn du das Röstdatum auf deiner Kaffeetüte beachtest, kannst du besser verfolgen, wie lange der Kaffee verwendbar ist. Anhand dieses Datums erfährst du, wann die Bohnen fertig verarbeitet wurden, sodass du nachvollziehen kannst, wie lange sie schon im Regal liegen, bevor sie zu dir kommen. Du hast mehrere Monate Zeit, den Kaffee zu genießen, bevor sein Geschmack nachlässt und er anfängt, schal zu schmecken. Je früher, desto besser in den meisten Fällen. Wie bei jeder Art von Lebensmitteln schmecken die Bohnen besser, solange sie noch frisch und näher an ihrer natürlichen Form sind.

Denke daran, dass sich Kaffee nach dem Öffnen der Verpackung stärker verändert und zu diesem Zeitpunkt zu entgasen beginnt. Einige Bohnensorten schmecken nach ein paar Tagen der Entgasung besser als direkt aus dem neuen Beutel. Espresso zum Beispiel schmeckt besser, nachdem er etwa anderthalb Wochen an einem kühlen, trockenen Ort gelagert wurde, bevor er gebrüht wird. Bohnen, die zum Übergießen bestimmt sind (indem man Wasser direkt über die Tasse durch einen Filter in die Tasse gießt), können davon profitieren, einige Tage zu warten, bevor man sie verwendet.

Auf der Verpackung von Kaffeesäcken ist in der Regel auch ein Verfallsdatum aufgedruckt. Kaffee, dessen Verfallsdatum überschritten ist, verursacht zwar keine Lebensmittelvergiftung, aber er schmeckt nicht mehr am besten. Technisch gesehen kann ganzer Bohnenkaffee nach diesem Datum fast ein Jahr lang im Gefrierfach aufbewahrt werden und gemahlener Kaffee kann viele Jahre lang ohne Bedenken im Gefrierfach bleiben. Auch wenn alter, gefrorener Kaffee in einer Prise genügen mag, wird er dir kein großartiges Geschmackserlebnis bieten. Daher lautet die Standard-Kaffeeweisheit, kleinere Mengen Kaffee zu kaufen und sie innerhalb von etwa zwei Wochen zu verbrauchen, um den besten Geschmack zu erhalten.

INFORMATIONEN ZUM RÖSTER

Der nächste Schritt bei der Auswahl eines guten Kaffees ist ein Blick auf die auf der Verpackung aufgedruckten Informationen über den Röster. Manchmal sind der Markenname und der Röster nicht dasselbe - vor allem, wenn du deinen Kaffee lokal oder in einem kleinen Laden kaufst. Aber auch einige größere und bekanntere Kaffeemarken stammen von einem Röster mit einem anderen Namen, nimm dir also Zeit und sieh dir diese Informationen genau an. Wenn du den für deine Bohnen verantwortlichen Röster kennst, kannst du herausfinden, ob es die richtigen Bohnen für dich sind oder nicht.

Manche Röster sind vielleicht gerade erst am Anfang. Wenn du erwägst, Kaffee von einem neuen Röster zu kaufen, gibt es keinen Grund, es nicht zu versuchen. Denke nur daran, dass ein Kaffeeprofil, das von einem Röster erstellt wurde, der schon mehrere Jahre oder länger dabei ist, vielleicht nicht so komplex ist. Andererseits können einige Röster relativ unbekannt, aber in der Lage sein, sehr hochwertigen Kaffee mit durch und durch erstaunlichen Geschmäckern und Aromen zu liefern. Manchmal zahlt es sich aus es zu versuchen und Kaffeebohnen von jemand Neuem auszuprobieren. Es ist immer ein gewisses Risiko dabei, aber es kann einen Versuch wert sein.

Ein sehr guter Röster wird zumindest in der Welt der Kaffeeliebhaber bekannt sein. Wenn du den Namen des Rösters findest, der für die Bohnen, die du in Betracht ziehst, verantwortlich ist, schlag ihn online nach. Eine schnelle Suche lässt dich wissen, ob er allgemein bekannt ist oder ob er für seine Erfahrung und sein Können mit der Bohne bekannt ist. Möglicherweise kannst du diese Informationen auch nutzen, um herauszufinden, ob der Röster offiziell mit Zertifizierungen oder Auszeichnungen für Produkt, Praktiken oder beides anerkannt wurde. Einige werden vielleicht sogar außerhalb der Kaffeeindustrie gefeiert.

In einigen Fällen kann es sein, dass die Bohnen, die du zu kaufen gedenkst, dir nicht den Namen des Rösters verraten. Wenn dies geschieht, kann einer von zwei Gründen vorliegen. Die erste Möglichkeit besteht darin, dass der Name auf der Tüte mit dem Namen des Rösters übereinstimmt. Die zweite Möglichkeit ist jedoch, dass der Röster möglicherweise nicht bekannt genug ist, um einen Platz auf der Tüte zu bekommen. Dies ist normalerweise bei Kaffee aus dem unteren Preissegment üblich, aber auch hier kann die Erfahrung je nach Marke und Beutel variieren. Wenn die Identität des Rösters für dich wichtig ist, ist es vielleicht besser, die Kaffees, die dir diese Informationen nicht bieten, nicht in Betracht zu ziehen.

URSPRUNG

Es gibt viele mögliche Ursprünge des Kaffees. Bohnen, die von verschiedenen Standorten kommen, schmecken aufgrund von Umweltfaktoren unterschiedlich, und einige Verbraucher bevorzugen die Aromen eines bestimmten Standorts gegenüber den anderen. Die Auswahl des richtigen Kaffees für die eigenen Bedürfnisse kann etwas einfacher sein, wenn man die Herkunft bestimmt, die man am liebsten mag. Ein Qualitätsbeutel mit Bohnen wird irgendwo auf der Verpackung verraten, woher er kommt. Wenn du deinen Kaffee in einem Café oder einem Fachgeschäft kaufst, sollten dir die Angestellten oder Baristas diese Informationen ebenfalls geben können.

Einige der häufigsten Ursprünge, die du in diesem Zusammenhang beim Kaffeegenuss finden kannst, sind die folgenden:

BRASILIEN. Diese Kaffees weisen kräftige Aromen und viele Komponenten in jedem Schluck auf.

HAWAII. Diese Bohnensorte ist leichter und duftet stärker als andere Sorten.

ÄTHIOPIEN. Alle Kaffeesorten kommen aus dieser Region, von hell bis dunkel und von mild bis kräftig. Sie umfassen viele Geschmacksrichtungen und Stile.

Kolumbien. Dies sind mildere, leichtere Röstungen als bei einigen der anderen, die Weltweit zu finden sind.

Kenia. Diese Sorte Kaffee ist nicht für jeden geeignet, da er sauer und bitter sein kann. Viele Menschen genießen jedoch diese einzigartige Variante des klassischen Kaffees und kaufen kenianische Kaffeebohnen.

Bedenke, dass du bei der Wahl deines Kaffees vielleicht auch die Umweltfreundlichkeit, die grünen Praktiken, die Vogelfreundlichkeit und den fairen Handel berücksichtigen solltest. Diese Faktoren können dir helfen, deine Auswahl einzugrenzen und ein Produkt auszuwählen, bei dem du ein gutes Gefühl hast, dass du ein Produkt kaufen kannst, dessen Herkunft für die Welt um dich herum nicht schädlich ist. Immer mehr Verbraucher greifen nach Kaffees, die eine oder mehrere dieser Anforderungen erfüllen, sodass du diese Gelegenheit nutzen solltest, sie auch selbst auszuprobieren.

LAGERMÖGLICHKEITEN

Wenn du schon immer der Typ Mensch warst, der seine Kaffeebohnen ohne Bedenken in den Gefrierschrank wirft, sind hier einige Tipps, die dir helfen sollten, Entscheidungen über die Lagerung zu treffen.

Kaufe weniger Kaffee auf einmal, um sicherzustellen, dass er so lange frisch bleibt, wie du ihn brauchst.

Es ist in Ordnung, Kaffee einige Tage lang in einem offenen Behälter mit Raumtemperatur aufzubewahren. Nach etwa einer Woche beginnt er jedoch, an Qualität zu verlieren. Tu dies also nur, wenn du weißt, dass du ihn früh genug aufbrauchen wirst.

Bewahre sowohl Kaffeebohnen als auch vorgemahlenen Kaffee in luftdicht verschlossenen Behältern auf. Lager sie vor Sonnenlicht geschützt und an einem kühlen, trockenen Ort.

Wenn du Bohnen mahlen musst, mahle nur so viel für den Kaffee, wie du an diesem Tag trinken wirst. Auf diese Weise kannst du sie noch frisch und mit optimalem Geschmack verwenden.

Wenn du dich dafür entscheidest, deinen Kaffee einzufrieren, stelle sicher, dass der Behälter, den du verwendest, vollkommen luftdicht ist, um Gefrierbrand vorzubeugen. Dadurch wird auch verhindert, dass der Kaffee unangenehme Aromen und Gerüche aus dem Gefrierschrank und den anderen Lebensmitteln um ihn herum aufnimmt.

Sowohl Kunststoff- als auch Glasbehälter können für Kaffee verwendet werden, wobei Plastik nach einiger Zeit seltsame Gerüche verursachen kann.

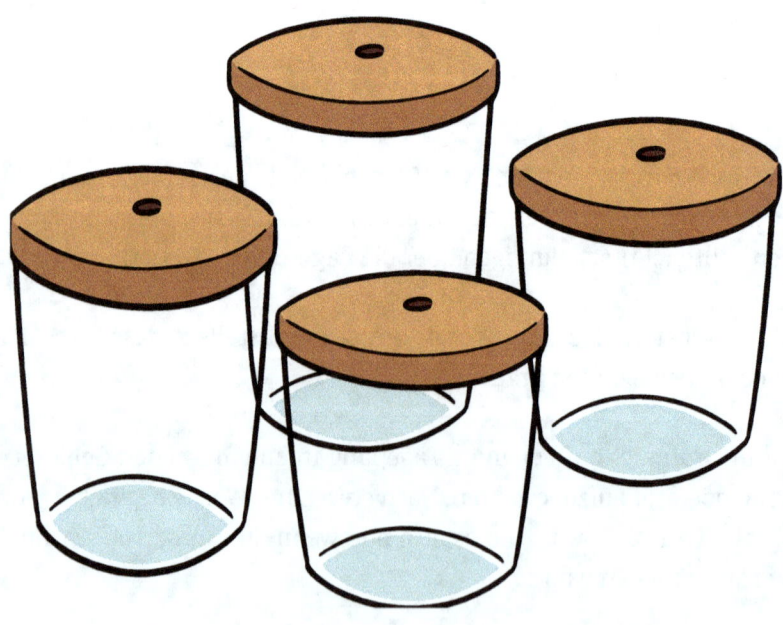

WIE MAN KAFFEE VERKOSTET

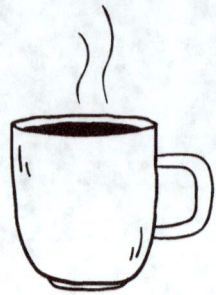

Wusstest du, dass

du die Kaffeeverkostung genauso üben kannst wie die Weinverkostung? Eine Tasse Kaffee zu genießen kann so viel mehr bedeuten, als nur eine Tasse Kaffee zu trinken und zur nächsten Beschäftigung überzugehen, doch es bedarf ein wenig Übung und Know-how, um es richtig zu machen. Wenn du den Prozess der Kaffeeverkostung verstehst, kannst du mehr über deine eigenen Vorlieben und die Aromen erfahren, die dir bei jeder Tasse auffallen. Dies kann auch eine schöne Art und Weise sein, sich mit anderen Kaffeefans zu unterhalten und dein Wissen mit ihnen zu teilen.

In diesem Kapitel führen wir dich durch die Schritte, die du unternehmen musst, um eine Kaffeeverkostung zu genießen, wie du sie noch nie zuvor erlebt hast. Du kannst dies mit jedem Kaffee probieren, den du zur Hand hast, aber du wirst eher bei Kaffeespezialitäten und Kaffees aus ganzen Bohnen Komplexitäten und subtile Noten finden. Mit der Zeit kannst du lernen, die Herkunft deines Kaffees anhand des Geschmacks zu erkennen oder zumindest einzugrenzen und du wirst durch das Erkunden verschiedener Kaffeegeschmacksrichtungen mehr darüber erfahren, wie du deine Lieblingsbohnen kaufen und genießen kannst.

ATME IHN EIN

Du weißt wahrscheinlich schon, dass Geschmack mit der Nase beginnt. Wenn du etwas riechst, hilft es dir, eine bessere Vorstellung davon zu bekommen, was du von dem Geschmack erwarten kannst und es kann sogar dazu beitragen, den Geschmack, der mit dem jeweiligen Essen oder Getränk einhergeht, zu verstärken. Kaffee ist nicht anders und wenn man ihn riecht, bevor man ihn trinkt, kann das die Art und Weise, wie man seine Schlücke genießt, stark beeinflussen. Der Duft des Kaffees kann bereits beim Öffnen des Bohnenbehälters entstehen. Dies wird weithin als Ausgangspunkt für den wahren Genuss eines jeden Gebräus empfohlen.

Nachdem du die Bohnen gerochen hast, mahle sie nach deinen Vorlieben und Bedürfnissen. Als nächstes riechst du noch einmal an dem gemahlenen Kaffee und nimmst dir die Zeit, um festzustellen, wie sich das Aroma durch die veränderte Form des Kaffees verändert hat. Die gleichen Hauptnoten sollten immer noch vorhanden sein, doch es gibt einige Komponenten, die nach dem Mahlen weicher geworden sind und andere, die sich im Profil in den Vordergrund gestellt haben. Dies ist auch ein guter Zeitpunkt, um alles aufzuschreiben, woran du dich vielleicht erinnern möchtest, wenn du die ersten Stufen des Kaffees riechst.

Wenn du deinen Kaffee zum Übergießen zubereitest, benetze das Pulver ein wenig nach der Gießmethode. Bevor du weitermachst, lehn dich ein wenig an und rieche ein wenig am nassen Kaffeesatz. Für diesen Schritt brauchst du nicht lange, da sich ein zu langer Vorgang negativ auf das Aufgießen auswirkt. Du solltest jedoch zumindest bemerken, wie sich der Kaffee wieder verändert, wenn er mit Wasser in Berührung kommt.

Wenn die Tasse Kaffee schließlich trinkfertig ist, kippe die Tasse so, dass du einen vollen Geruch wahrnimmst und ihn wirklich einatmest. Dieser letzte, wichtigste Teil der ersten Phase kann deinen Mund und deine Zunge auf das Erlebnis des Kaffeegenusses vorbereiten.

SCHLÜRFE LANGSAM

Die meisten Kaffeefans und Profis suchen bei jedem Schluck Kaffee nach einer Handvoll Geschmacksrichtungen und Elementen. Nimm dir zu Beginn des Schluckens Zeit und probiere den Geschmack im ganzen Mund. Schwenke den Kaffee wie bei Wein, damit du erleben kannst, wie er jeden Teil deiner Zunge anders erreicht. Genau wie beim Wein werden viele Kaffeespezialitäten so hergestellt, dass sie je nach dem, wie man sie genießt, unterschiedliche Reaktionen hervorrufen. Hier sind einige der Komponenten, auf die du achten solltest:

KLARER GESCHMACK. Das bedeutet, dass der bittere Nachgeschmack beim Schlucken des Kaffees nicht im Mund hängen bleibt. Die meisten Kaffeeerzeugnisse hinterlassen zwar ein wenig Geschmack auf der Zunge und im gesamten Mund, eine gute Tasse Kaffee sollte dies aber nicht tun. Sie sollte dir nicht den Atem mit Kaffeegeschmack und sie sollte dir auch kein saures oder rauchiges Gefühl im Mund bescheren. Dein Mund sollte sich sauber fühlen und bereit sein, stattdessen zu einem weiteren Schluck oder einem Bissen deines Essens überzugehen.

SÄUREGEHALT. Dieser Begriff bezieht sich auf alle Kaffees, die ein Aroma von Zitrone, Tomate oder Blaubeere aufweisen. Auch wenn du es vielleicht nicht merkst, gibt es tatsächlich viele Kaffeevarianten, die diese Art von Geschmack aufweisen. Einige Kaffees haben einen Säuregehalt, der auf die beim Brauen oder Verarbeiten verwendeten Zutaten zurückzuführen ist, während andere ihren Säuregehalt durch das Wetter und das Klima am Anbauort der Bohnen erhalten. Der Begriff Säuregehalt bezieht sich in diesem Fall nicht auf den pH-Wert des Kaffees und beschreibt nur den Geschmack.

Süsse. Viele Kaffeebohnen haben eine Süße an sich. Meistens kann man sie sogar in der ganzen Bohne zumindest ein wenig riechen. Kannst du, wenn du am Kaffee nippst, verschiedene süße Quellen im gesamten Geschmacksprofil ausfindig machen? Kannst du den Geschmack von Mokka oder Schokolade finden, der vor allem bei bestimmten dunklen Röstungen sehr verbreitet ist? Oder spürst du Honig, Karamell oder Ahorn auf? Ebenso wie der Säuregehalt können der Standort und die Herstellungsweise der Bohnen die Süße des Kaffees beeinflussen, ebenso wie die Röstung und sogar das Mahlen.

Gehalt Ein anderer Begriff dafür ist "Mundgefühl", obwohl er nicht so häufig für Kaffee verwendet wird wie für Alkohole und Liköre. Ist der Kaffee sehr wässrig, oder hat er eine Fülle, wenn man einen Schluck nimmt? Fühlt er sich auf eine bestimmte Art und Weise im Mund oder geht er glatt herunter? Kannst du erkennen, ob es sich bei dem Kaffee um eine dunkle, mittlere oder helle Röstung handelt, die einfach auf dem Gehalt beruht, und kannst du den Gehalt des Getränks berücksichtigen, wenn du bestimmst, wie er gemahlen und gebrüht wurde?

GÖNNE DIR EINEN SCHLUCK

Nachdem du dir nun Zeit genommen hast, um die Aromen, Geschmäcker und Texturen in deiner Tasse zu identifizieren, ist es an der Zeit, sich zurückzulehnen und einen Schluck zu genießen. Du solltest aber nicht die ganze Tasse Kaffee auf einmal trinken, sondern dir viel Zeit lassen, um das Getränk wirklich zu genießen, bevor du zur vollen Trinkphase übergehst. Auf diese Weise lernst du, die Geschmacksrichtungen zu erkennen, die du magst und suchst dir die heraus, die dir nicht so gut schmecken. Auf diese Weise entwickelst du ein besseres Verhältnis zum Kaffee und zu seiner Zubereitung. Du wirst auch erfahren, was du von deinen Lieblingsbohnen zu erwarten hast.

Wenn du einen Schluck vom Kaffee nimmst, brauchst du ihn nicht gleich auszutrinken. Wenn der Kaffee sehr reichhaltig und kräftig ist, solltest du es vielleicht sogar ganz vermeiden, ihn schnell zu trinken, da es dein Geschmackserlebnis stören könnte. Nimm einen normalen Schluck und schaue, wie die verschiedenen Töne, die du im vorherigen Schritt ausgewählt hast, zusammenwirken. Wie tanzen sie miteinander und wo heben sich einige der Geschmacksrichtungen mehr als die anderen hervor? Nimmst du immer noch die gleichen Geschmacksrichtungen wahr, die du zuvor aufgegriffen hast und tritt das ursprüngliche Aroma der ganzen Bohne immer noch in Erscheinung?

Wenn du zum Boden der Tasse kommst, gibt es noch einige Teile von den gemahlenen Bohnen? Wenn ja, hast du vielleicht nicht die richtige Brühmethode oder den richtigen Mahlgrad gewählt. Der Kaffee sollte während des ganzen Erlebnisses sanft und konsistent sein und wenn der letzte Schluck im Vergleich zum Rest unangenehm ist, muss vielleicht irgendwo auf dem Weg noch etwas gefeilt werden. Dies ist Teil des Ausprobierens beim Kaffeebrühen, lass dich also nicht entmutigen, wenn etwas schief gelaufen ist.

BEACHTE DIE GESCHMACKSPALETTE

Wenn man über den Geschmack des Kaffees nachdenkt, muss man sich einige Fragen stellen. Diese Fragen können dir helfen, die verschiedenen Elemente zu bestimmen, die sowohl in den Bohnen als auch im Gebräu enthalten sind, und sie können es dir auch leichter machen, Dinge herauszufinden, die du in der Welt der Kaffeeverkostung magst oder nicht. Wenn du das nächste Mal neue Bohnen kaufst, wirst du mehr wissen als nur: "Ich mag helle Röstungen" oder "Ich stehe nicht auf mittlere Röstungen". Hier sind einige Fragen, die man sich am Ende der Tasse Kaffee stellen sollte, um die Verkostung abzuschließen:

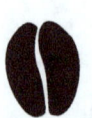
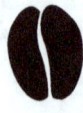

» Habe ich mehr als nur ein paar Aromen bemerkt, die zusammen vorkommen? Wenn ja, haben die Aromen gut miteinander harmoniert, oder sind einige davon negativ aufgefallen?

» Habe ich Geschmacksnoten bemerkt oder ist alles gleich auf meiner Zunge gelandet? Gab es bei jedem Schluck Phasen, oder fühlte es sich zu monoton an, als ich die Tasse trank?

» Hat sich der Geschmack des Kaffees verändert, als der Kaffee abkühlte? Wenn er sich verändert hat, war es zum Guten oder zum Schlechten? Wurde er bitter und schmeckte alt, nachdem er kälter wurde, oder entwickelten sich die Geschmacksrichtungen zu etwas neuem und ebenso angenehmen?

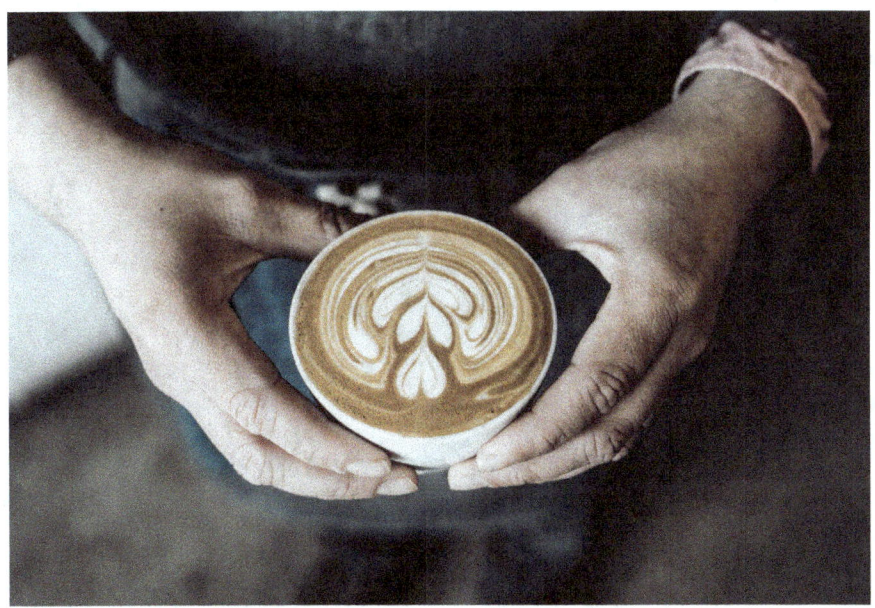

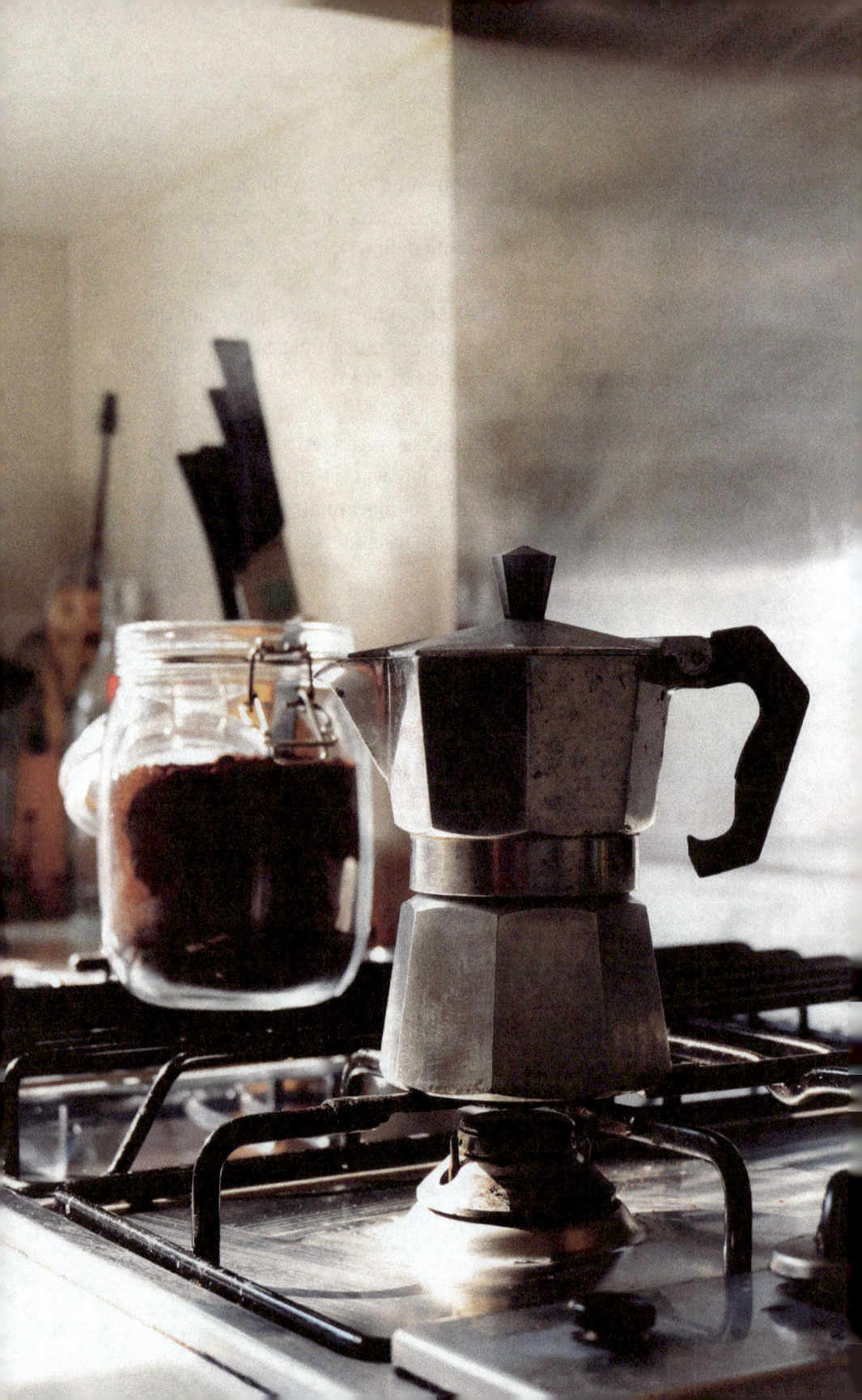

KAFFEE ERFOLGREICH MAHLEN

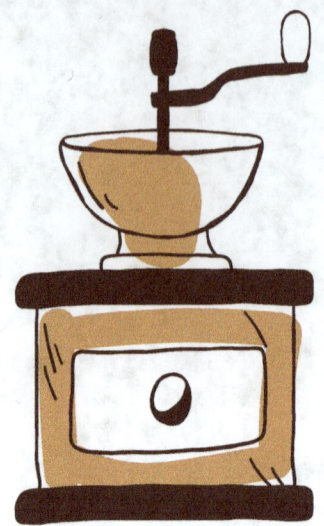

Die meisten Aspekte des Kaffeegenusses

kann man sowohl leicht, als auch kompliziert handhaben. Es ist gut, sich an die Leichtigkeit und Bequemlichkeit zu halten, wenn du in deiner Tasse Kaffee nur etwas suchst, das dich jeden Morgen auf dem Weg zur Arbeit weckt. Wenn du dich jedoch wirklich zurücklehnen, entspannen und das Getränk genießen möchtest, braucht es mehr als einen kurzen Moment in der Kaffeemühle, um deine Bohnen für die Verkostung fertig zu machen. Durch das Verständnis der Besonderheiten des Mahlens deiner Kaffeebohnen zu Hause kannst du das Ergebnis jedes Mal selbst bestimmen, wenn du dir eine Tasse einschenkst.

In diesem Kapitel lernst du, wie du die richtige Mühle für deinen Kaffee auswählst und was du tun musst, wenn du gar keine Mühle hast. Außerdem erfährst du, welcher Mahlgrad für die verschiedenen Arten der Kaffeezubereitung der richtige ist, auch wenn du weniger gebräuchliche oder aufwändigere Techniken und Methoden ausprobieren möchtest. Dies mag nach einer Menge komplizierter Informationen aussehen, aber mit ein wenig Übung und Lernen kannst du leicht anfangen, Kaffee zu bereiten, der bis zur Perfektion gemahlen ist, bevor du überhaupt Wasser hinzufügst.

WÄHLE DIE RICHTIGE MÜHLE

Der erste Schritt, um deinen Kaffee jedes Mal perfekt zu mahlen besteht darin, sicherzustellen, dass du mit der richtigen Mahlmethode arbeitest. Es gibt nicht viele verschiedene Arten von Kaffeemühlen, aber die verschiedenen Sorten, die erhältlich sind, können den Geschmack des Kaffees, den du brühst, entscheidend beeinflussen. Wenn du in den Laden gehst, um eine Mühle zu kaufen, bist du vielleicht ein wenig überwältigt von der Vielfalt. Schau dir unsere Tipps unten an, damit du den Überblick über die verschiedene Arten behältst.

STANDARD GRATMÜHLE

Es handelt sich um eine der gängigsten Arten von Kaffeemühlen auf dem Markt. Sie liegt preislich etwa im mittleren Bereich. Der Standardtyp der Grat-Mühle ist die Tellermühle. Diese Variante verwendet zwei flache Scheiben, die sich kontinuierlich drehen und zusammendrücken, um die Kaffeebohnen in die richtige Konsistenz für die Zubereitung zu mischen. Es handelt sich hierbei um sehr präzise Geräte, bei denen du aus einer Vielzahl von verschiedenen Stufen und Einstellungen wählen kannst. Ihr größter Mangel ist jedoch, dass sie etwas zu warm werden und die Kaffeebohnen verbrennen, was dazu führt, dass sie etwas rauchig schmecken.

KLINGENMÜHLE

Wenn du an eine Kaffeemühle denkst, stehen die Chancen gut, dass es sich um den Typ handelt, den du dir vorstellst. Dies ist der einfachste Typ auf dem Markt und eine sehr grundlegende Lösung für die Bedürfnisse des Mahlens ganzer Bohnen. Man muss sie nur mit Bohnen füllen, den Deckel schließen, den Stecker einstecken und sie ihre Arbeit machen lassen. Sie funktioniert, indem sich scharfe Klingen in der Hauptkammer des Gehäuses drehen und dabei deine Kaffeebohnen zerschneidet. Du kannst den Mahlgrad von grob bis fein durch die

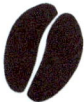

Dauer des Messerlaufs steuern. Mit etwas Übung wirst du wissen, wie lange du deine Mühle bedienen musst, um das gewünschte Mahlgut zu erhalten. Diese Art von Mahlwerk ist etwas schwieriger sauber zu halten, aber nicht allzu sehr - eine harte Bürste und ein feuchtes Tuch reichen aus.

KONISCHE GRATMÜHLE

Dies ist ein anderer Stil der oben aufgeführten Standard-Mühle. Sie ist die teuerste und im Allgemeinen auch die beste Kaffeemühle für zu Hause. Es handelt sich um ein elektrisches Produkt, bei dem man die Mühle auf die gewünschte Stufe und den gewünschten Schnitt einstellen, einen Knopf drücken und das Gerät die Arbeit für dich erledigen lassen kann. Es ist einfach, diese Art von Mühle sauber zu halten, indem man sie auseinandernimmt und die einzelnen Teile je nach Bedarf spült oder schrubbt. Es ist auch einfach zu lernen, wie man dieses Gerät benutzt. Es ist eine großartige Wahl für Anfänger, die nicht genau wissen, wie sich andere Optionen aus dieser Liste bedienen lassen und es ist auch gut für erfahrene Profis, die ihre Kaffee Erlebnisse ausweiten möchten.

HANDKURBELMÜHLE

Eine weitere preiswerte Lösung im mittleren Bereich ist eine Handkurbelmühle. Dies ist ein altmodisches Gerät, das bei einigen Kaffeefans wieder in Mode gekommen ist. Um eines dieser Geräte zu bedienen, musst du Bohnen hineingeben und die Kurbel manuell drehen. Dies dauert lange und ist ziemlich schwierig, sodass es nicht ideal für diejenigen ist, die es eilig haben, oder für alle, die nicht mit ihrer Tasse am Morgen trainieren wollen. Wenn du allerdings nach einer Möglichkeit suchst, vor Freunden und Familie anzugeben, oder wenn du ein einzigartiges Geschenk für einen Kaffeeliebhaber in deinem Leben kaufen möchtest, kann dies eine gute Alternative zu anderen Kaffeemühlen sein.

WÄHLE DEN RICHTIGEN MAHLGRAD

Der nächste Schritt dieser Erfahrung ist die Wahl der richtigen Mahlgrade für den Kaffee, den du zubereitest. Mit anderen Worten: Du wählst das Mahlgut aus, das zum Typ deiner Kaffeemaschine passt. Wenn du keine Kaffeemaschine hast und deinen Kaffee auf eine andere Art und Weise zubereiten willst, dann ist es noch entscheidender, die Art des Mahlgrades zu wählen, die sich für die Art des Getränks eignet, das du zubereiten möchtest. Dies kann gewöhnungsbedürftig sein, aber mit etwas Übung wirst du in der Lage sein, die richtige Mahlmethode für fast jede Art von Kaffee zu bestimmen.

ES GIBT DREI MÜHLENARTEN

GROB: Dieses Mahlgut sieht aus wie Kaffeebohnen, die nicht sehr stark zerkleinert wurden, und das ist ziemlich akkurat. Es sieht aus wie Erde, und die einzelnen Stücke sind alle groß genug, um sie zu erkennen. Im Rahmen einer breiteren "groben" Terminologie kann das Mahlgut entweder Standard oder Extra grob sein. Extra grob erscheint noch deutlicher und hat größere Stücke als der Standard.

MEDIUM: Als nächstes kommt Medium. Das sieht zwar einheitlicher aus, was die Größen der einzelnen Stücke betrifft, dennoch kann man sie auf den ersten Blick voneinander unterscheiden. Wenn man ihn einschenkt, sieht dieser Kaffee aus wie Sand, der sich durch eine Sanduhr bewegt. Die Stücke sollten alle mehr oder weniger die gleiche Größe haben. Eine gute Möglichkeit, ein mittleres Mahlgrad zu erreichen, ist der Vergleich mit im Laden gekauftem Kaffeesatz. Wenn nicht anders angegeben, wird diese Art von Kaffee fast immer auf mittel gemahlen.

FEIN: Fein gemahlener Kaffee sieht und fühlt sich an wie Zucker. Er ist beim Betrachten des Endprodukts nur schwer voneinander zu unterscheiden und kann so fein sein, dass er durch bestimmte Arten von Kaffeefiltern und Produkten hindurchgeht. Wenn du je vorgemahlenen Espresso gekauft hast, stehen die Chancen gut, dass du mindestens einmal auf fein gemahlenen Kaffee gestoßen bist. Die Mehrheit der Espressobohnen, die schon gemahlen verkauft werden, passen in die Kategorie fein gemahlener Espresso, obwohl einige vielleicht etwas mehr in Richtung mittelfein tendieren.

Es gibt noch weitere Arten, die man sich merken sollte.

Superfein: Dieser Mahlgrad ist extrem fein, dennoch kann man beim Reiben zwischen den Fingern die Textur von Zuckergranulat spüren. Er ist nur für bestimmte Kaffeesorten gedacht und sollte nicht für die gängigen Variationen verwendet werden, die du wahrscheinlich aufbrühst.

Türkisch: Diese Methode ist speziell für die Zubereitung von türkischem Kaffee gedacht. Bei diesem Mahlvorgang werden die Bohnen in ein Pulver mit einer mehlähnlichen Konsistenz zerkleinert. Es unterscheidet sich deutlich von anderen Mahlungen und ist deshalb eigentlich für keine andere Kaffeesorte vorgesehen.

Jede Methode der Kaffeezubereitung kann in eine andere Mahlkategorie unterteilt werden.

Grob: Verwende grob gemahlenen Kaffee für die französische Presse und Vakuum-Kaffeemaschinen. Dies ist außerdem die beste Wahl für einen Perkolator.

Medium: Automatische Filterkaffeemaschinen - wie sie in den meisten Haushaltsküchen zu finden sind - verwenden mittlere Mahlgrade. Wenn die Kaffeemaschine mit einem konischen Filter statt mit einem flachen Filter ausgestattet ist, empfiehlt es sich, ein mittleres bis feines Mahlgut zu verwenden.

Fein: Espressokannen und Espressomaschinen verwenden fein gemahlenen Kaffe. Für eine feine Mahlstufe kann statt einer mittelfeinen Mahlung auch eine konische Tropfsiebung gewählt werden. Diese Kaffeemaschinen können normalerweise mit beiden Varianten austauschbar arbeiten.

Superfein: Dieser Stil eignet sich am besten für Espressomaschinen, die sehr kleine Kaffeekörnchen benötigen, um richtig zu funktionieren.

TÜRKISCH: **Du solltest diese Mahlung nur für die Zubereitung von türkischem Kaffee verwenden, da sie zu fein und pulverförmig ist, um anderweitig verwendet werden zu können.**

KAFFEE MAHLEN OHNE MÜHLE

Was passiert, wenn man frisch gemahlenen Kaffee trinken, aber keine Kaffeemühle kaufen will? Ist es überhaupt möglich, Kaffee aus ganzen Bohnen ohne Mahlwerk als Teil des Küchengeräte-Ensembles herzustellen? Wenn du ganze Bohnen, aber keine Kaffeemühle hast, hast du durchaus Möglichkeiten. Wirf einen Blick auf die untenstehende Liste, damit du herausfinden kannst, wie du deine Kaffeebohnen am besten mahlen und genießen kannst, auch wenn du keine Kaffeemühle besitzt und dir keine kaufen möchtest.

HAMMER

Wenn du noch nie daran gedacht hast, deine Kaffeebohnen mit einem Hammer zu zerschlagen, dann ist jetzt deine Chance, es zu versuchen. Dies ist eine etwas gefährliche Methode, also pass auf, dass du sie nicht auf einer zerbrechlichen Arbeitsfläche oder einem Tisch ausprobierst und achte darauf, dass deine Finger nicht im Weg sind. Leg die Bohnen auf ein Stück Pergamentpapier über eine stabile Oberfläche. Mithilfe des Hammers (oder eines Fleischklopfers) kann man die Bohnen bis zur richtigen Struktur zerkleinern. Dadurch werden sie wie grob gemahlen sein.

MÖRSER UND STÖSSEL

Wenn du zu Hause deine eigenen gemahlenen Gewürze herstellst, hast du vielleicht schon einen Mörser und Stößel. Wenn du keinen hast, sind sie normalerweise preiswerter als Kaffeemühlen. Gib eine kleine Menge Bohnen in den Mörser und zerdrücke sie mit dem Stößel, wobei du durch Drehen dafür sorgst, dass die Bohnen so aufbrechen, wie sie sollten.

Fahre damit fort, den Kaffee im Mörser zu rollen und zu bewegen, bis er den richtigen Mahlgrad für deine Ansprüche hat.

TEIGROLLE

Lege etwas Backpapier auf ein großes Schneidebrett und falte die Ränder so, dass eine Tasche entsteht, in der der Kaffee an Ort und Stelle bleibt. Verteile eine kleine Menge Bohnen auf dem Papier und benutze die Teigrolle, um sie zu zerquetschen. Drücke fest nach unten, während du die Teigrolle über die Bohnen hin und her rollst.

MIXER

Mit dem Mixer lässt sich ein ähnlicher Mahlgrad erzielen wie mit einem Klingenmahlwerk. Bedenke jedoch, dass nicht alle Mixer über Klingen verfügen, die stark genug sind, um Kaffeebohnen zu verarbeiten. Einige haben eine kaffeespezifische Einstellung und andere sind in der Lage, Kaffee zu verarbeiten, geben dies aber nicht an. Für weitere Details empfiehlt es sich, die Bedienungsanleitung des Mixers zu lesen. Am besten ist es, den Mixer im Pulsmodus zu benutzen, anstatt ihn auf eine bestimmte Einstellung zu stellen, damit du das Mahlgut besser im Auge behalten kannst. Du solltest in der Lage sein, eine standardmäßige grobe bis mittlere Körnung zu erreichen, wenn du einen Mixer benutzt.

MESSER

Schließlich kann man ein Messer in ähnlicher Weise wie die Hammer- und Teigrolle-Methode verwenden, wenn man will. Man legt die Bohnen auf ein stabiles Schneidebrett und breitet sie gleichmäßig aus. Du solltest nicht versuchen, die Bohnen zu zerkleinern, sondern das Messer auf die Seite legen und die Bohnen mit dem flachen Teil auf die gewünschte Weise zerkleinern. Mit dieser Methode lässt sich fast jeder Mahlgrad erzielen, einschließlich grob, mittel und fein. Mit etwas Übung gelingt es dir vielleicht sogar, die Espressobohnen mit einem Messer auf die richtige Konsistenz zu zerkleinern.

BRÜHMETHODEN

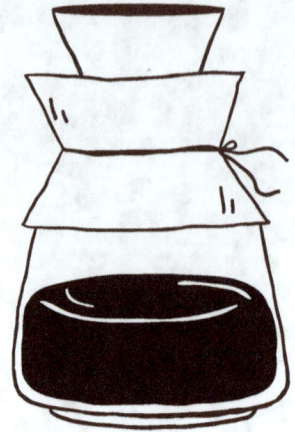

Die meisten Menschen wissen,

dass es verschiedene Möglichkeiten gibt, eine gute Tasse Kaffee zu brühen, aber woher weißt du, welche für dich die richtige ist? Manche Menschen bevorzugen eine Methode gegenüber anderen, und manche wechseln gerne zwischen verschiedenen Methoden, je nach Stimmung, Tag oder Jahreszeit. Mach dich mit den gebräuchlichsten (und einigen ungewöhnlicheren) Zubereitungsarten vertraut, damit du leicht diejenige auswählen kannst, die dir am meisten Spaß macht. Versuche beim Lernen und Wachsen verschiedene Brüharten zu wählen.

TROPFENFILTER

Ein klassischer Tropfenfilter ist ideal für die meisten Kaffeesorten. Diese Kaffeemaschinen sind in den meisten Küchen (und Gaststätten) zu finden und haben aus gutem Grund so viel Anklang gefunden. Sie brühen Kaffee schnell und können in den meisten Fällen eine sehr gute Tasse zubereiten. Sie sind leicht zu reinigen, klein genug, um auf die meisten Küchentheken zu passen und nicht annähernd so teuer wie einige der anderen Geräte, die es da gibt. Es gibt sie in vielen Varianten, Farben und Stilarten, um den meisten Bedürfnissen gerecht zu werden, was sie zu einer guten Allround-Lösung macht.

Wahrscheinlich hast du bereits Erfahrung im Umgang mit einer klassischen elektrischen Kaffeemaschine. Grundsätzlich erhält das Gerät Wasser bis zu einer bestimmten Menge, je nachdem, wie viel Kaffee benötigt wird. Zur Aufnahme des gemahlenen Kaffees wird ein Papierfilter eingesetzt. In den Filter wird Wasser gepumpt, das durch das Kaffeepulver tropft und in einer darunter stehenden Kanne aufgefangen wird. Dieses Gerät macht ein sprudelndes Geräusch, das für viele Menschen gleichbedeutend mit dem Aufwachen am Morgen ist.

Diese Kaffeemaschinen können eine gute Wahl für mittlere Mahlgrade sein. Sie mögen ein wenig zu gewöhnlich erscheinen, aber man kann mit diesem Typ eine sehr gute Tasse Kaffee zubereiten. Sie sind weder für grobe Mahlgrade (die den Filter und die Maschine verstopfen können), noch für feine Mahlgrade (die einfach durch den Filter durchkommen können und den Kaffee verunreinigen können) geeignet. Bei mittleren Mahlgraden gibt es jedoch keinen Grund, sich mit komplizierten Maschinen zu begnügen. Ein zusätzlicher Vorteil ist, dass qualitativ hochwertiges Wasser noch bessere Ergebnisse liefert.

FRANZÖSISCHE PRESSE

Die französische Presse ist eine ältere Methode der Kaffeezubereitung, die in jüngster Zeit ein Comeback in Sachen Popularität erlebt hat. Kaffee ist relativ beständig, wenn er in einer Presse zubereitet wird. Durch das Pressen werden die Öle und der Koffeingehalt der Bohnen gleichmäßiger als bei anderen Methoden extrahiert, wodurch der Kaffee besser schmeckt und dich gleichzeitig schneller wecken kann. Diese Methode ist nicht für jeden geeignet, jedoch eine gute Wahl für diejenigen, die etwas anderes aus ihrer traditionellen Tasse herausholen möchten.

Für eine französische Presse braucht man grob gemahlene Bohnen, um sicherzustellen, dass die Presse so funktioniert, wie sie sollte und nicht beschädigt wird. Leg die gemahlenen Bohnen zusammen mit der richtigen

Wassermenge in einen Presstopf. Du musst sie vielleicht ein oder zwei Minuten stehen lassen, oder du kannst sofort mit dem Pressen beginnen - lies die Anweisungen des Herstellers, um sicher zu gehen. Drück den Kaffeekolben langsam nach unten, um den gebrühten Kaffee durch den eingebauten Filter zu drücken und in ein Gefäß fließen zu lassen. Dies dauert etwa vier Minuten.

Wenn du nach einer handlicheren und bequemeren französischen Presse suchst, kannst du die AeroPress wählen. Dieses Modell arbeitet mit einem Filter und benötigt eine Menge Muskelschmalz, um den Kolben nach unten zu drücken. Es kann im Notfall funktionieren, ist aber etwas teuer und für den regelmäßigen täglichen Gebrauch möglicherweise nicht ideal. Außerdem macht er eine Tasse Kaffee möglicherweise nicht so beständig wie die normale Pressekanne.

POUR OVER

Ein Pour Over funktioniert mehr oder weniger wie ein klassischer Tropfkaffeefilter, ist aber statt eines elektrischen ein manueller Vorgang. Diese Methode ist sehr kostengünstig und eine großartige Lösung für jeden, der den vollen Geschmack und das Aroma einer Tasse Kaffee genießen möchte, ohne ein Vermögen dafür auszugeben. Sie ist auch ideal für Menschen, die in kleineren Räumen leben und keinen Platz für größere Kaffeemaschinen oder Espressomaschinen haben. Je nach dem was du suchst, kannst du für nur etwa zehn Euro Pour Over Geräte finden oder aber du kannst auch schönere aus besseren Materialien für wesentlich mehr Geld bekommen.

Wenn du eine Tasse Kaffee aufgießen möchtest, musst du zuerst den Kaffeetrichter über einem Gefäß aufstellen. Normalerweise werden Trichter und Gefäß zusammen verkauft, aber nicht immer. Die Form und der Stil des Trichters sowie das Material, aus dem er besteht, können den Geschmack des Kaffees nach der Zubereitung beeinflussen. Wenn der Trichter aufgestellt und an seinem Platz ist, musst du außerdem einen Filter einsetzen. Dazu musst du den richtigen Papierfilter zum Trichter kaufen. Gebe etwa drei Esslöffel gemahlenen Kaffee in den Papierfilter im Inneren des Trichters und stelle sicher, dass er in dem Trichter gut liegt, aber nicht fest zusammengedrückt wird. Erhitze das Wasser bis kurz vor dem Siedepunkt und gieße es dann vorsichtig und langsam über den Kaffee im Filter. Am besten fängst du an, ein wenig zu gießen, hörst auf und wartest, bis der Kaffee sprudelt und gießt dann weiter. Der Kaffee tropft durch den Filter und ist in etwa drei Minuten trinkfertig.

Es gibt viele verschiedene Arten von Pour Over Produkten, aus denen du wählen kannst. Je nach Material und Form, die dir gefallen, gelangst du vielleicht schnell ans Ziel, während andere teuer und schwer zu bekommen sind. Chemex ist eine sehr beliebte Wahl unter den Pour Overs, ist jedoch etwas teurer als die meisten anderen und hängt von einem bestimmten Filtertyp ab, um richtig zu funktionieren. Wenn du jedoch das gehobene Qualitätsniveau für deinen nächsten Guss ausprobieren möchtest, ist Chemex die richtige Wahl.

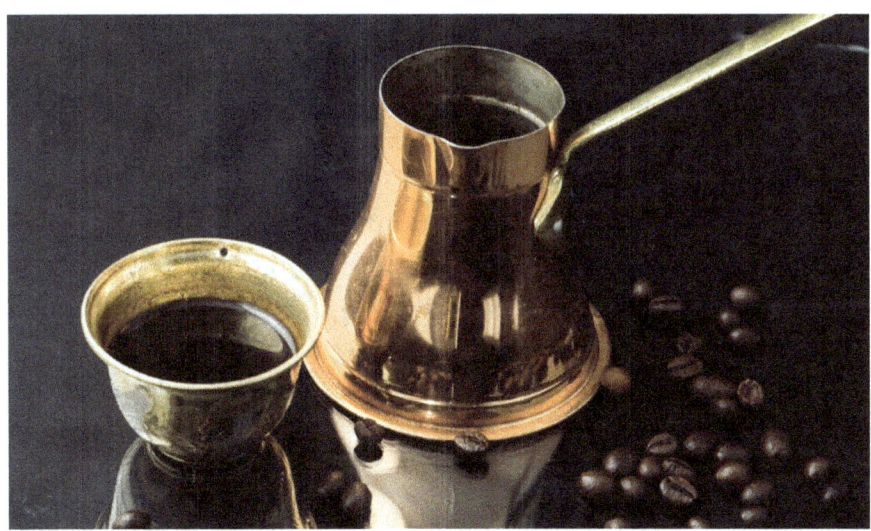

TÜRKISCHER KAFFEE

Türkischer Kaffee wird in den letzten Jahren immer beliebter, aber wenn du ihn noch nie probiert hast, solltest du das schleunigst nachholen. Diese Art von Kaffee ist von Ritualen und Kultur umgeben, daher kann es für die Wertschätzung des Getränks von Vorteil sein, sich über den Hintergrund des Gebräus zu informieren und zu erfahren, was es für diejenigen bedeutet, die es seit Jahrhunderten trinken. Für die Zubereitung dieser Art von Kaffee bedarf es einiger spezifischer Materialien und Gegenstände. Die Zubereitung kann daher etwas länger dauern als bei anderen Methoden.

Zunächst einmal brauchst du sehr fein gemahlenen Kaffee. Du solltest Kaffee wählen, der so fein gemahlen ist, dass er wie Pulver oder Mehl aussieht. Jede andere Art wird nicht funktionieren. Du kannst ihn selbst mahlen oder nach vorgemahlenem Kaffee suchen, der als türkischer Kaffee angegeben ist.

Gib eine Tasse kaltes Wasser und eine Prise Zucker in einen sehr kleinen Topf und bringe ihn bei mittlerer Hitze zum Kochen. Nimm das Wasser vom Herd, sobald es kocht, und füge einen Esslöffel gemahlenen Kaffee und eine oder zwei Prisen gemahlenen Kardamom hinzu. Rühre sehr vorsichtig um und stelle den Topf dann wieder auf den Herd. Lass den Kaffee noch einmal aufkochen und nimm ihn vom Herd, wenn er zu schäumen und zu blubbern beginnt. Lass das ganze einige Sekunden lang ruhen, wiederhole dann den Vorgang und nimm den Kaffee wieder von der Kochstelle, wenn er zu schäumen beginnt. Gieße den Kaffee in eine kleine Tasse und lasse ihn vor dem Trinken einige Minuten stehen. Dadurch sinkt das Kaffeepulver auf den Boden und die Aromen werden wesentlich angenehmer. Rühre den Kaffee nach dem Einschenken nicht um.

ESPRESSOMASCHINE

Espressomaschinen sind nur für die Verwendung von Espressobohnen bestimmt, die auf die richtige Korngröße für Espressoschüsse gemahlen wurden. Sie können nicht zur Zubereitung einer normalen Tasse Kaffee verwendet werden und der Versuch, dies zu tun, kann die Maschine beschädigen und dein Getränk ruinieren. Wenn du Espresso trinken möchtest, dann brauchst du eine Espressomaschine. Wenn du jedoch keine brauchst, dann ist es besser, dieses teure und komplizierte Gerät wegzulassen.

Wenn du den Kauf einer Espressomaschine in Betracht ziehst, denk daran, dass du mehrere Modelle und Typen zur Auswahl hast, die deinen Bedürfnissen entsprechen. Eine echte Espressomaschine ist ein großes Gerät, das sehr teuer ist und mit allem Schnickschnack geliefert wird, um jedes Mal den perfekten Espresso zu machen. Es ist jedoch möglich, viel kleinere Maschinen zu finden, die ein oder zwei Espresso auf einmal zubereiten und vielleicht auch Milch aufschäumen können. Diese Maschinen sind in der Regel ausreichend für heimische Espresso-Enthusiasten.

PERKOLATOR UND COWBOY-KAFFEE

Hobby-Kaffeetrinker neigen dazu, den Perkolator als praktikable Möglichkeit zur Zubereitung von Kaffee zu Hause zu vernachlässigen. Je nach Geschmack und Stil, den du in deinem Getränk suchst, kann dies jedoch genau das sein, was du brauchst. Perkolatoren waren vor vielen Jahrzehnten sehr beliebt, sind aber immer noch erhältlich, wenn man weiß, wo man suchen muss. Sie können eine interessante und amüsante Ergänzung für die Küche eines Kaffeefans sein. Der Kauf eines hochwertigen Perkolators ist wichtig, da einige ein wenig schlechter als andere sind und dir vielleicht nicht den gewünschten Geschmack bieten. Wähle einen Metall-Perkolator für beste Ergebnisse.

Um Kaffee zu bereiten, musst du zuerst den Boden des Geräts mit genügend Wasser füllen, um die benötigte Kaffeemenge zu erhalten. Versuche, diese Messung so genau wie möglich vorzunehmen, um zu verhindern, dass dein Kaffee zu stark oder zu verwässert ist. Befestige den Filter am Perkolator und füge die richtige Menge an Kaffeepulver ein - einen Esslöffel für etwa jede Tasse. Setze den oberen Teil des Perkolators auf und schließe den Deckel. Stelle den Perkolator bei mittlerer Hitze auf den Herd, bis er sehr heiß ist, aber noch nicht kocht. Möglicherweise muss die Hitze während des Kochvorgangs angepasst werden, damit das Wasser nicht kocht oder der Kaffee nicht zu schnell brüht.

Sobald das Wasser einen Punkt erreicht hat, an dem hin und wieder ein paar Blasen entstehen, ist es fertig. Schalte die Herdplatte aus, aber lasse die Kaffeemaschine etwa zehn Minuten lang auf dem heißen Herd stehen (oder weniger, wenn du einen milderen Kaffee bevorzugst). Nimm den Perkolator beiseite, damit du an den Kaffee gelangst. Dieser Vorgang ist zwar etwas aufwändiger als einige andere, aber er ist umweltfreundlich und eignet sich auch ideal zum Campen.

Cowboy-Kaffee funktioniert ähnlich wie in einem Perkolator hergestellter Kaffee. Dieser Kaffee wird durch Einfüllen von Wasser in eine Kanne auf dem Herd zubereitet. Die Wassermenge, die du wählst, hängt davon ab, wie viel Kaffee du am Ende möchtest. Koche ihn bei mittlerer Hitze auf und nimm ihn dann herunter, sobald er kocht. Lass ihn 30 Sekunden lang stehen. Miss zwei Esslöffel Kaffee für jede Tasse ab und gib ihn direkt in die Kanne. Verwende dazu nur fein gemahlenen Kaffee. Rühre um, lasse ihn zwei Minuten stehen und rühre ihn dann noch einmal um. Lasse ihn noch zwei weitere Minuten stehen und träufle dann etwas kaltes Wasser darüber. Gieße ihn vorsichtig, damit das Pulver nicht in das Getränk gelangt.

Cowboy-Kaffee ist nicht die beste oder köstlichste Art der Kaffeezubereitung, aber einige Leute probieren ihn gerne ab und zu aus, vor allem, um die gebräuchlicheren Methoden zu verfeinern. Er ist auch eine gute Wahl zum Zelten, da man nur ein Feuer und eine Kanne braucht, um eine gute, starke Tasse Kaffee zu kochen.

DIE AUSWAHL DES RICHTIGEN WASSERS ZUM BRÜHEN

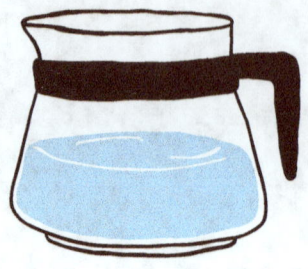

Die Auswahl des richtigen Wassers für die Zubereitung des Kaffees ist einer der Schlüsselfaktoren für die Zubereitung der perfekten Tasse. Manche Wasserarten sind einfach nicht für die Kaffeezubereitung geeignet. Wenn du gerne eine Tasse Kaffee auf eine bestimmte Art und Weise zubereiten möchtest, solltest du die verschiedenen Wasserarten und die Probleme verstehen, auf die du dabei stoßen kannst. Es hindert dich zwar nichts daran, Kaffee mit Wasser direkt aus dem Wasserhahn zuzubereiten, aber es gibt einige zwingende Gründe, warum du vielleicht lieber etwas qualitativ besseres und etwas gefiltertes wählen solltest, bevor du mit der Arbeit an deinem Morgengebräu beginnst.

WEICHES VS. HARTES WASSER

Hartes und weiches Wasser sind beides Begriffe, die jedes Wasser mit einem anderen als dem neutralen PH-Wert beschreiben können. Es ist zwar immer schön, ein pH-Wert ausgeglichenes Wasser zu haben, doch meistens ist es nicht unbedingt möglich, es direkt aus dem Wasserhahn zu bekommen. Die meisten Haushalte haben entweder hartes oder weiches Wasser und es ist wichtig, herauszufinden, welches Wasser du zu Hause hast, bevor du dich entscheidest, ob du dein Leitungswasser zum Kaffeekochen benutzen willst oder nicht. Beide Arten von Wasserzuständen stellen unterschiedliche Herausforderungen bei der Kaffeezubereitung dar, können aber auch beide behoben werden.

Hartes Wasser ist ein anderer Begriff für Wasser mit einem höheren Mineraliengehalt. Dieses Wasser hat aufgrund des Gehalts an harten Mineralien, einschließlich Magnesium und Kalzium, natürlich auch einen höheren pH-Wert. Wenn das Wasser nur leicht hart ist, können diese Mineralien den Geschmack des Kaffees verstärken und einige der Feinheiten ein wenig mehr hervorheben. Viele Menschen ziehen es aus diesem Grund vor, ihren Kaffee mit leicht hartem Wasser zu brühen. Wenn das Wasser jedoch zu hart ist, lagern sich die darin enthaltenen Kalzium- und Magnesiumanteile in Ihrer Espressomaschine oder Kaffeemaschine ab und können mit der Zeit Schäden verursachen.

Weiches Wasser hingegen hat einen niedrigeren pH-Wert und enthält von Natur aus nicht annähernd so viele Mineralien. Wenn du zu Hause einen Wasserenthärter benutzt, um dein Wasser zu enthärten, kann er diese Mineralien durch Natrium ersetzen. Zu viel Natrium in deinem enthärteten Wasser kann dazu führen, dass es ein wenig salzig schmeckt, was sich negativ auf den Geschmack deines Kaffees auswirken kann. Die Verwendung von Natrium anstelle von Mineralien in hartem Wasser kann auch dazu führen, dass das Wasser - und damit der Kaffee, den du damit zubereitest - schwach und nicht so lecker schmeckt.

Wenn du dich zwischen den beiden Möglichkeiten entscheiden musst, ist etwas hartes Wasser für die Kaffeezubereitung besser als weiches.

GEFILTERTES LEITUNGSWASSER

Leitungswasser ist die schlechteste Wahl für die Zubereitung von Kaffee, da es voller unerwünschter Schadstoffe, Verunreinigungen, Ablagerungen und anderer ungewünschter Inhaltsstoffe ist. Man sollte es nicht in die Kaffeemaschine oder Espressomaschine geben, da es irgendwann zu Verstopfungen und Schäden im Inneren des Gerätes führen kann. An den meisten Orten ist es auch nicht sehr sicher, das Leitungswasser zu konsumieren, ohne zumindest einige der darin enthaltenen Substanzen herauszufiltern.

Die Verwendung eines Filters kann hilfreich sein, um jederzeit genügend Wasser für deine Kaffeemaschine zu haben. Diese Filter können Chlor entfernen und den Geschmack und Geruch deines Wassers verbessern. Ein Filter für den Wasserhahn am Spülbecken kann etwas mehr entfernen und kann sogar eine bessere Option sein, wenn man viel Kaffee kocht oder man stattdessen gefiltertes Trinkwasser möchte. Außerdem kann man sich für die Installation eines Einbau-Wasserfilters entscheiden, um die Wasserqualität des gesamten Wassers, das aus dem jeweiligen Hahn kommt, zu verbessern.

Will man das Wasser in seinem Haus wirklich verbessern, kann man schließlich einen Wasserfilter für das ganze Haus einbauen. Diese Filtersysteme gibt es in vielen verschiedenen Varianten und können viele Verunreinigungen sowie Bakterien und gefährliche Stoffe aus deinem Wasser herausfiltern. Sie sind nicht billig, aber sie können dafür sorgen, dass das Wasser gesünder bleibt und gleichzeitig besser schmeckt. Wenn das Wasser besser schmeckt, schmeckt auch der Kaffee besser - was nur ein netter zusätzlicher Bonus ist.

FLASCHENWASSER

Wasser in Flaschen ist für Kaffee die bessere Wahl als Leitungswasser. Es gibt jedoch auch einige Punkte, die bei der Auswahl des richtigen Flaschenwassers für deine Bedürfnisse zu beachten sind. Einige Flaschenwässer können alkalischer sein als andere und einige können einen höheren Mineraliengehalt aufweisen als andere. Einige sind nichts anderes als verherrlichtes Leitungswasser, während andere von sehr hochwertiger Qualität sind, die den Preis wert sind - und die es wert sind, ab und zu zu einer Tasse Kaffee gebraut zu werden. Vielleicht musst du ein wenig rumprobieren, um das richtige Flaschenwasser zu finden.

Man sollte niemals Wasser verwenden, das als "destilliert" oder "gereinigt" gekennzeichnet ist. Nimm nur Wasser, auf dem "Trinkwasser", "Quellwasser" oder "Artesisch" steht. Wasser, das als Mineralwasser gekennzeichnet ist, ist in der Regel auch sicher. Und es kann selbstverständlich sein, aber tu kein Sprudel- oder Aromawasser in deinen Kaffee.

OSMOSEWASSER

Die Umkehrosmose ist eine Wasseraufbereitungsoption, die dem Wasser vor dem Trinken fast alle Mineralien entzieht. Einige Leute glauben, dass dies eine bessere Art der Behandlung des Leitungswassers in einem Haushalt ist, aber leider entfernt die Umkehrosmose auch die guten Mineralien aus dem Wasser zusammen mit den unerwünschten. Das ist nicht nur schlecht für die eigene Gesundheit, sondern auch für die Geschmacksknospen, da das Wasser unangenehm sein und zu einer schlecht gebrühten Tasse Kaffee führen kann. Osmosewasser hat nichts, was die natürlichen Aromen deines Kaffees zur Geltung bringen könnte.

Einige der aufwendigeren Umkehrosmose-Filtersysteme auf dem Markt fügen dem Wasser nach der Entfernung von Schadstoffen und Verunreinigungen die gewünschten Mineralien wieder zu. Diese sind jedoch sehr teuer und schwer zugänglich, sodass die Chancen gut stehen, dass dein Haus nicht mit einem dieser Filter ausgestattet ist. Wenn du über die Installation eines Umkehrosmosefilters nachdenkst und etwas finden möchtest, das sowohl für dich als auch für deinen Kaffee besser ist, dann wähle einen, der dem Wasser die Mineralien wieder zuführt. Berücksichtige nur, dass dein Kaffee bei dieser Wasservariante ein wenig mangelhaft sein kann.

Nimm nur Wasser, auf dem "Trinkwasser", "Quellwasser" oder "Artesisch" steht. Wasser, das als Mineralwasser bezeichnet wird, ist in der Regel auch sicher.

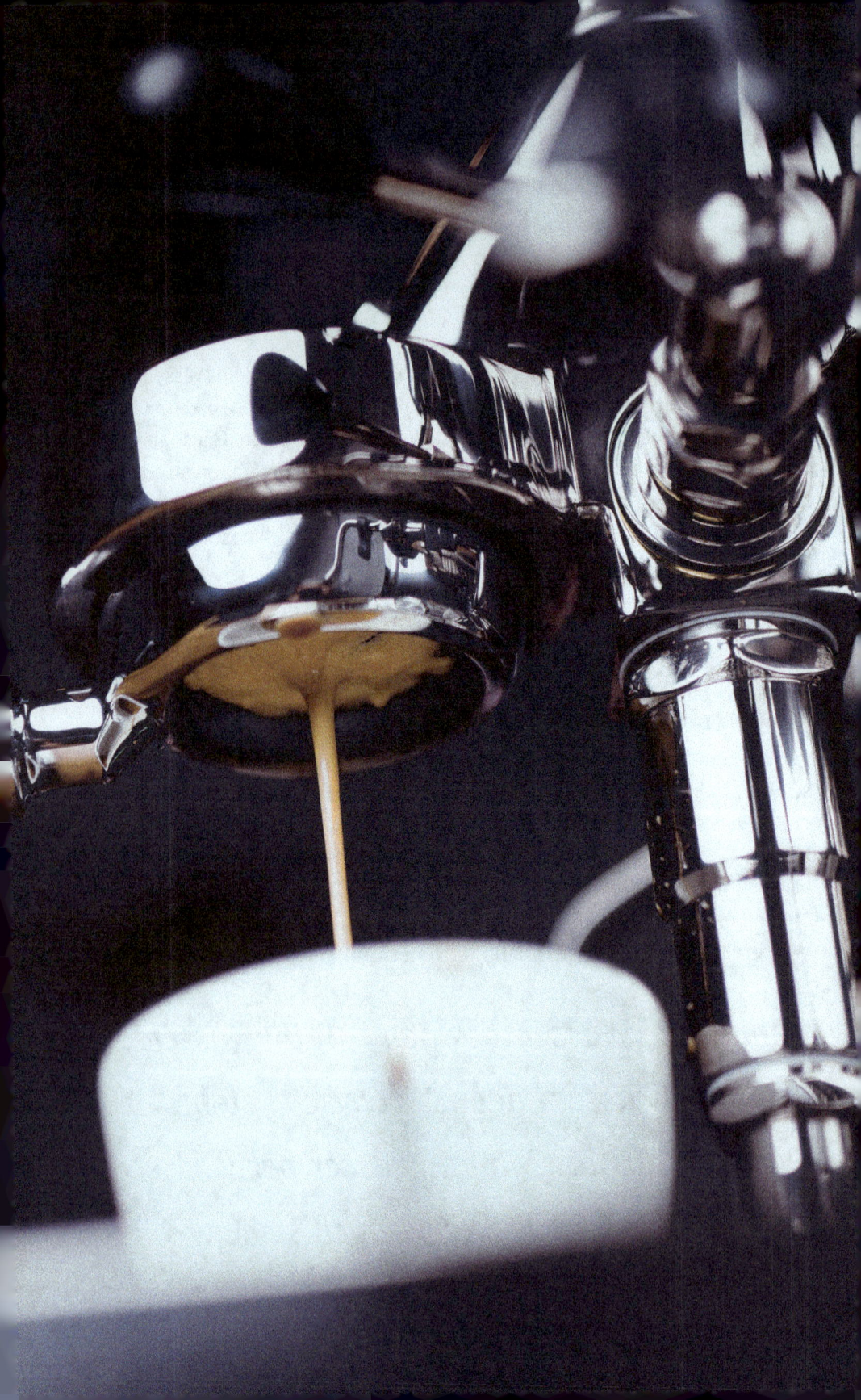

ERLEBE ESPRESSO:
NICHT ALLE BOHNEN SIND GLEICH

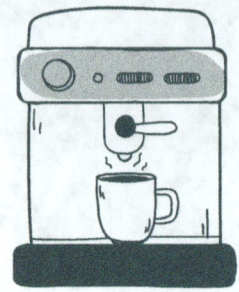

Espresso und Kaffee — zwei der beliebtesten Möglichkeiten, um aufzuwachen, in den Tag zu starten oder sich zu entspannen und die Ruhe zu genießen. Ganz gleich, wie du dein Koffeingetränk trinkst, du hast wahrscheinlich einen Favoriten unter diesen beiden, oder? Es mag den Anschein erwecken, dass sie sich stark voneinander unterscheiden, doch in Wirklichkeit haben Espresso und Kaffee auch vieles gemeinsam. In diesem Kapitel untersuchen wir, wie sich diese beiden Bohnensorten unterscheiden und wie du den richtigen Espresso für dein Lieblingsgetränk auswählst. Außerdem erfährst du, wie man Espresso zu Hause brüht, egal ob du lieber eine Maschine benutzt oder dich an einen Pour Over hältst.

WIE UNTERSCHEIDET SICH ESPRESSO VON KAFFEE?

Espresso und Kaffee sind sich eigentlich ähnlicher als dass sie sich unterscheiden, auch wenn das schwer zu glauben sein mag! Die meisten Unterschiede sind ästhetischer Natur, da sie das Aussehen, den Geschmack und den Geruch des Kaffees beeinflussen. Die Bohnen selbst stammen jedoch immer noch von der gleichen Pflanze wie alle anderen Kaffeesorten. Sie sind praktisch das gleiche Produkt.

Und was das Koffein betrifft, sind die Parallelen stärker - eine Portion Kaffee und eine anteilige Portion Espresso haben etwa den gleichen Koffeingehalt. Wenn man sowohl die Brühmethode als auch die Verarbeitungsmethode betrachtet, sind die beiden etwas unterschiedlich. Hier ist eine Liste mit einigen Unterschieden zwischen Espresso und Kaffee:

Espresso wird ganz anders gebrüht als Kaffee. Es gibt viele Möglichkeiten, eine gebrühte Tasse Kaffee zuzubereiten, aber wenn es um Espresso geht, muss die Methode Schnelligkeit und Druck einschließen. Das Wasser wird schnell durch den gemahlenen Espresso befördert, um dieses Getränk zu brühen. Deshalb brauchst du eine Espressomaschine, wenn du echten Espresso machen willst. Wenn du hingegen einen normalen Kaffee zubereiten willst, brauchst du nur heißes Wasser vorsichtig über den gemahlenen Kaffee zu gießen und ihn in eine Tasse tropfen zu lassen.

EINIGE KAFFEEFANS WERDEN DIR SAGEN, DASS ES KEIN "ECHTER" ESPRESSO IST, WÄHREND ANDERE SAGEN, DASS ER GENAUSO GUT GEEIGNET IST. IN DER REALITÄT LIEGT DIE ENTSCHEIDUNG BEI DIR, ALSO SUCHE DIR DIE METHODE AUS, DIE DIR AM MEISTEN SPASS MACHT, UNABHÄNGIG VON DER ARGUMENTATION.

Während Kaffee zu verschiedenen Konsistenzen gemahlen werden kann und in vielen verschiedenen Röstungen und Geschmacksrichtungen erhältlich ist, ist Espresso spezifischer. Um sich als Espresso zu qualifizieren (und um in einer Espressomaschine gebrüht werden zu können), müssen die Bohnen fein gemahlen sein und eine extrem dunkle Röstung aufweisen. Wenn das Mahlgut zu grob gemahlen ist, hat der Espresso nicht den vollen Geschmack und Körper, den er haben soll. Ist er hingegen zu fein, wird der Kaffee deutlich zu bitter.

WENN DU ESPRESSO ALS POUR OVER ZUBEREITEST, SOLLTEST DU EINEN ETWAS GRÖBEREN MAHLGRAD WÄHLEN, IRGENDWO IM MITTLEREN BEREICH. DIES VERHINDERT, DASS DER KAFFEE WÄHREND DES ZUBEREITENS DURCH DEN FILTER SICKERT.

Schließlich kann Espresso in verschiedenen Getränkeformen verarbeitet werden, während Kaffee eigentlich nur für einige wenige Möglichkeiten vorgesehen ist. Der Kaffee kann pur (oder mit Milch und Zucker), Americano oder mit Eis genossen werden.

Es gibt eigentlich keine weiteren Varianten, was die Getränke betrifft, die man auf der Karte eines Cafés finden kann. Espresso kann jedoch für die Zubereitung von Getränken wie Cappuccino, Macchiatos, Milchkaffee, Lattes und vieles mehr verwendet werden. Der reichhaltige, milde Geschmack von Espresso passt gut zu Milch und hält die Aromen gut fest, sodass er sich besser für diese Art von Getränken eignet als herkömmlich gebrühter Kaffee.

DIE WAHL DES RICHTIGEN ESPRESSO

Die Wahl eines guten Espresso wird dir helfen, einen Geschmack zu finden, mit dem du gerne arbeitest. Die Auswahl der richtigen Bohnen für dein Gebräu wird dir auch das Erlernen der Espressozubereitung erleichtern. Jedes Mal, wenn du in ein Geschäft oder Café gehst, das Espressobohnen verkauft, fühlst du dich vielleicht ein wenig überfordert mit der Auswahl. Wenn du jedoch erst einmal den Dreh raus hast, wird die Auswahl der perfekten Bohnen zum Kinderspiel.

Beachte diese Tipps wenn du Bohnen für deinen Espresso kaufst:

Alle Bohnen können für Filterkaffee verwendet werden, aber nicht alle Bohnen können für Espresso verwendet werden. Für die Zubereitung von Filterkaffee eignen sich Bohnen, die als Espresso gekennzeichnet sind. Die Bezeichnung "Espresso" auf einem Sack Kaffee bedeutet einfach, dass der Röster, der Betrieb oder das Unternehmen der Meinung ist, dass diese Bohnen am besten für Espressogetränke verwendet werden sollten. Wenn du andererseits einen Beutel mit nicht-Espressobohnen hast, kannst du sie nicht anstelle von Espresso verwenden. Sie halten möglicherweise der Brühmethode nicht stand und sind zu schwach, um den Geschmack der Milch zu unterzeichnen.

Kaffeebohnen einfacher Herkunft sind teurer als Kaffeemischungen. Kaffee mit nur einer Herkunft sind Bohnen, die von nur einem Ort stammen. Eine Kaffeemischung besteht aus Bohnen von mehr als einem Ort. Mischungen sind billiger, da die Basisbohne eine geringere Qualität oder eine erschwinglichere Option sein kann, während die Bohnen, die zur Betonung und zum Hinzufügen des Aromas verwendet werden, von höherer Qualität sein können. Es ist nichts dagegen einzuwenden, eine dieser beiden Varianten zu verwenden und es ist wichtig, diejenige auszuwählen, die dir am besten gefällt. Obwohl bei normalem Kaffee die einfache Herkunft beliebter ist, sind Mischungen für Espresso in den meisten Fällen immer noch die erste Wahl.

Es gibt viele Nuancen von dunkel geröstetem Kaffee. Nur weil ein Kaffee dunkel ist, ist er noch lange kein Espresso. Allerdings muss ein Espresso dunkel sein. Wenn du möchtest, kannst du normalerweise eine dunkle Bohne wählen, die für den Espresso eher hell ist, wobei die dunkleren Nuancen zu kräftigeren und geschmackvolleren Ergebnissen führen. Diese Wahl liegt bei dir, aber bedenke, dass mittlere und helle Röstungen möglicherweise überhaupt nicht funktionieren.

Der reiche, weiche Geschmack des Espresso passt gut zu Milch und hält die Aromen hervorragend fest.

Ob aromatisiert oder nicht, bleibt dir überlassen. Einige Espressobohnen haben Aromen, während andere streng wie die Bohnen selbst schmecken. Es ist nichts falsch daran, eine aromatisierte Bohne zu wählen, wenn du sie magst. Denke jedoch daran, dass traditioneller Espresso nicht mit aromatisierten Bohnen hergestellt wird, daher ist es wichtig, die richtige Sorte für das Getränk und die Situation zu wählen. Vergiss auch nicht, dass viele aromatisierte Kaffees keine dunklen Röstungen sind.

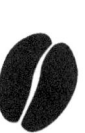 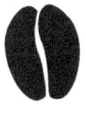

WIE MAN ESPRESSO BRÜHT

Die beste und bekannteste Methode der Espressozubereitung ist die Verwendung einer Espressomaschine. Einige dieser Maschinen sind elektrisch und automatisiert, während andere manuell betrieben werden. Einige werden an eine Wasserleitung angeschlossen, während andere darauf angewiesen sind, dass du den Behälter jedes Mal füllst, wenn du einen Espresso trinken möchtest. Es gibt so viele Unterschiede zwischen den Espressomaschinen, dass es wichtig ist, die Bedienungsanleitung deiner Maschine durchzulesen. Sie hilft dir, den Umgang mit deiner eigenen Maschine zu erlernen und mit der Wartung Schritt zu halten.

Lies dir diese Anleitung durch, um zu lernen, wie man einen Espresso mit der gängigsten Variante einer Espressomaschine aufbrüht.

» Heize die Espressomaschine etwa eine halbe Stunde eher auf. Nutze diese Zeit, um bei Bedarf Wasser in die Maschine zu gießen, und stelle sicher, dass ein Filter vorhanden ist.

» Zieh einen Schuss Wasser, um das Gerät aufzuwärmen und die Düse zu spülen.

» Entnehme den Filter und stelle ihn auf eine digitale Lebensmittelwaage. Stelle die Waage auf null. Gib sieben Gramm gemahlenen Espresso in den Filter.

» Setze den Filter in den Kopf der Espressomaschine ein und schalte dann die Maschine ein.

» Wenn deine Maschine nicht automatisch ist, musst du genau aufpassen. Stoppe den Espresso bei 20 Sekunden um die besten Ergebnisse zu erzielen.

- » Dein Espresso sollte sich leicht hell färben, wenn du den Vorgang stoppst. Wenn er fertig ist, sollte er unten dunkel sein und oben eine Crema haben. Eine Crema ist ein kurzer, schaumiger Abschnitt, den man beim Espresso sehen kann, ähnlich wie die Schaumkrone beim Bier.

- » Wenn du den Espresso lieber als Pour Over brühst, unterscheidet sich die Methode nicht allzu sehr von der Zubereitung von Pour Over Kaffee. Denke jedoch daran, dass es länger dauert, bis dein Espresso auf diese Weise aufgebrüht ist und das einige Arten von Espressobohnen möglicherweise nicht stark genug sind, um in milchbasierten Kaffeegetränken verwendet zu werden, wenn sie im Pour Over gebrüht werden.

Befolge diese Anweisungen, um eine heiße Tasse Espresso mit der weniger verbreiteten Pour Over Methode aufzubrühen.

- » Erhitze das Wasser auf ca. 93 Grad Celsius. Befeuchte den Filter leicht.

- » Wähle ein Mahlgut, das für Pour Over bestimmt ist, statt eines Mahlgutes für Espressomaschinen.

- » Gebe den gemahlenen Kaffee in den Filter und gieße gerade so viel Wasser ein, dass dieser bedeckt ist. Rühre leicht um.

- » Warte bis das Wasser aufhört zu kochen und beginne dann, Wasser in die Mitte zu gießen, sodass es sich kreisförmig nach außen ausbreitet. Setze dies drei Minuten lang fort.

- » Dein eingeschenkter Espresso sollte trinkfertig sein. Beachte, dass du keine Crema sehen wirst, wenn du auf diese Weise Espresso brühst.

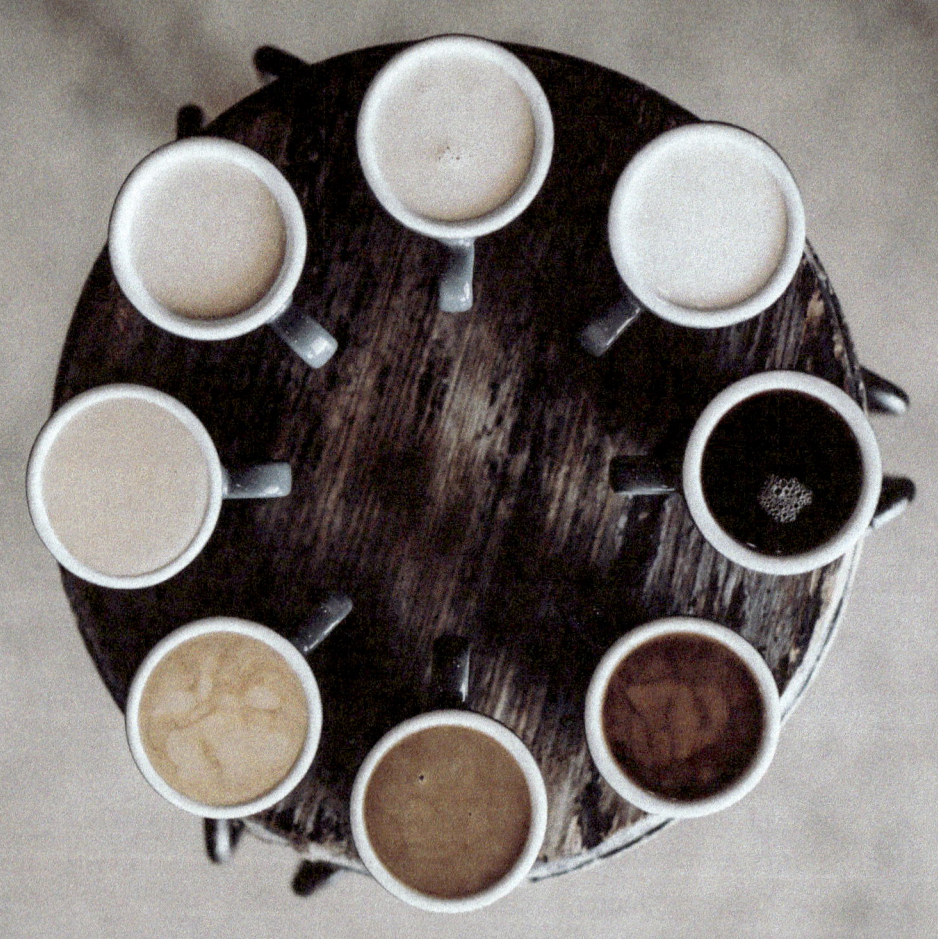

ESPRESSO UND MILCH KOMBINIEREN

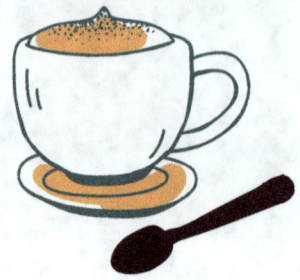

Wenn du den richtigen Weg

gefunden hast um deinen Espresso zu brühen und weißt, wie du einen Espresso aus deiner Espressomaschine ziehen kannst, ist es an der Zeit, mit Getränken auf der Basis dieses Gebräus zu beginnen. Du kannst damit beginnen, die Grundlagen zu erlernen, aus denen jedes großartige Espressogetränk besteht. Du musst die Kunst, den richtigen Shot für ein bestimmtes Getränk zu ziehen, perfektionieren, doch du musst auch verstehen, wie man mit der Milchkomponente in diesen Getränken umgeht. In diesem Kapitel wirst du lernen, wie du Milch und Espresso auf verschiedene Weise kombinieren kannst, um einige deiner Lieblings-Cafégetränke zu kreieren, ohne jemals den Komfort deines eigenen Zuhauses verlassen zu müssen.

LATTES

Das typische Heißgetränk auf Espressobasis ist der Milchkaffee. Wenn du schon einmal für ein Spezialgetränk in ein Café gegangen bist, stehen die Chancen gut, dass du schon mal einen Latte probiert hast. Egal ob du ein Latte-Kenner bist oder ob du zum ersten Mal einen Latte probierst, du kannst lernen, wie man einen solchen zusammenstellt, indem du diese einfache Anleitung befolgst.

Ein Milchkaffee enthält mehr Milch als die meisten anderen Espressogetränke. Traditionell wird er mit Vollmilch oder 2% Milch hergestellt, aber je nach Vorlieben und Gesundheitsbedürfnissen kann er mit jeder Art von Milch zubereitet werden, auch mit Soja- oder Mandelmilch. Ein Milchkaffee ist in einigen Teilen der Welt als Café au lait oder Grand Crème bekannt.

Benutze zu Beginn die Esspressomachine, um einen einzigen Shot Espresso zu ziehen. Man muss nicht auf einen längeren oder kürzeren Shot zielen, es sei denn, man möchte es wirklich. Ein traditioneller Shot funktioniert hervorragend. Ziehe den Shot direkt in die Tasse, die du benutzen wirst.

Wenn du aromatisierte Sirupe verwendest, ist es jetzt an der Zeit, sie hinzuzufügen. Für eine einzige Portion Milchkaffee verwendest du am besten nur ein oder zwei Spritzer Sirup, es sei denn, du möchtest bloß ein unglaublich süßes Getränk. In dieser Phase kannst du auch Zucker hinzufügen und ihn im heißen Espresso auflösen lassen. Versuche, den Espresso Shot nicht zu sehr umzurühren. Wenn möglich, verwende jedoch keinen Kristallzucker und verwende stattdessen flüssigen Rohrzucker. Dieser kann den Geschmack und die Konsistenz des Latte verbessern.

Gieße anschließend so viel Milch in den Dampftopf deiner Espressomaschine, dass sie mindestens zwei Shots entspricht. Wenn du eine größere Tasse verwendest, kannst du noch mehr hinzugeben, allerdings darfst du es nicht zu sehr übertreiben, da das Getränk ansonsten wie Milch mit etwas Kaffeearoma schmecken wird.

Erhitze die Milch mit Dampf, bis sich Mikrobläschen bilden. Achte auf das Geräusch von zerrissenem Papier, wenn du den Dampfstab deiner Espressomaschine benutzt, und setze den Vorgang dann einige Sekunden länger fort.

Verwende einen großen Löffel, um die Blasen zurückzuhalten, während du die gedämpfte Milch direkt auf den Espresso Schuss und den Sirup in deiner Tasse gießt.

Verwende denselben Löffel, um die Schaumblasen aus dem Krug auf die Oberfläche des Getränks zu schöpfen.

Wenn du Latte-Kunstwerke hinzufügen möchtest, lass die Blasen oben aus und geh stattdessen direkt zum Kunstwerk über.

Wenn du einen Flat White Kaffee statt eines traditionellen Latte machen möchtest, kannst du diese Schritte mit ein paar kleinen Änderungen befolgen. Wenn du die Milch dampfst, versuche, so wenig Blasen wie möglich zu erzeugen. Wenn du die Milch in die Tasse über den Espresso giesst, tue dies sorgfältig und langsam, sodass du nur einen einzigen weissen Kreis der Milch auf dem Getränk sehen kannst. Dies ist das charakteristische Flat White Aussehen.

CAPPUCCINOS

Die Amerikaner und insbesondere diejenigen, die ihren Kaffee und Espresso aus Kettencafés statt aus lokalen Cafés trinken, neigen dazu, eine falsche Vorstellung davon zu haben, was ein Cappuccino wirklich ist. Einige Leute glauben, dass er mehr oder weniger dasselbe ist wie ein Latte, aber das trifft in Wirklichkeit nicht zu. Ein Cappuccino wird zwar wie ein Milchkaffee aus gedämpfter Milch und Espresso hergestellt, aber da enden die Ähnlichkeiten. Einer der größten Unterschiede ist das Gewicht des Getränks; wenn du einen Latte und einen Cappuccino in der gleichen Tassengröße aufnimmst, sollte der Cappuccino deutlich leichter sein.

Traditionell sind Cappuccinos wirklich dekadente Getränke, die entweder aus Vollmilch oder aus schwerer Sahne hergestellt werden. Du kannst deinen Cappuccino jedoch mit jeder Art von Milch zubereiten, die du möchtest, sodass du dich nicht dadurch eingeschränkt fühlst. Es sei denn, du möchtest nur eine authentische Erfahrung machen. Der Schlüssel zu einem echten Cappuccino ist viel Milchschaum, was ihn von jedem anderen Espressogetränk unterscheidet. Du versuchst, auf der gedämpften Milch einen Mikroschaum zu erzeugen, der leicht auf der Flüssigkeit in deiner Tasse sitzt und dir ein schaumiges, köstliches Erlebnis bietet.

Cappuccinos werden mit einer doppelten Espresso Menge hergestellt, d. h. du musst zwei Shots Espresso ziehen, um dieses Getränk zu genießen. Wenn du eine kleinere Espressomaschine hast, die nur einen Shot auf einmal zubereiten kann, zieh sie einfach so schnell wie möglich hintereinander, damit sie nicht schal werden, bevor du dein Getränk genießen kannst.

Gieße Sie den doppelten Shot Espresso in eine geeignete große Tasse.

Gebe ca. 120 ml Milch in den dampfenden Behälter und bereite den Dampfaufsatz vor. Lege den Dampfstab ein wenig vom Boden des Behälters entfernt in die Milch und beginne mit dem Dämpfen.

Ziehe den Stab gleich wieder bis knapp unter die Oberfläche der Milch zurück und dämpfe, bis du genug Schaum hast, um die Milch im Krug zu verdoppeln. Der Schaum soll kleinere Mikrobläschen enthalten, wenn du aber ein paar größere Bläschen dabei hast, ist das in Ordnung.

Verwende einen Löffel, um den gesamten Schaum vorsichtig von der Milchoberfläche abzuschöpfen und lege diesen in die Tasse auf den doppelten Shot. Er sollte leicht genug sein, um auf dem Getränk zu liegen und nicht sofort in sich zusammenfallen.

Für einen echten, traditionellen Cappuccino brauchst du keine zusätzliche Milch hinzuzufügen. Der Schaum beginnt etwas mit dem Espresso zu schmelzen und schafft ein perfektes Gleichgewicht.

Ein echter Cappuccino enthält auch keinen Zucker und keine Aromen. Natürlich kannst du den Espresso Shots Geschmack hinzufügen, sofern du das möchtest, jedoch ist dies keine herkömmliche Variante des Getränks. Wenn du dich dafür entscheidest, Geschmack hinzuzufügen, benutze flüssigen Sirup oder flüssigen Rohrzucker und füge zum doppelten Espresso Shot eine kleine Menge hinzu, bevor du die aufgeschäumte Milch einlöffelst.

MACCHIATOS

Eine etwas weniger bekannte, aber immer noch recht beliebte Variante des Espresso ist der Macchiato. Wie der Cappuccino unterscheidet sich die amerikanische Version dieses Klassikers stark vom Original. Ein echter italienischer Espresso Macchiato wird mit einem oder zwei Shots Espresso und einer kleinen Menge aufgeschäumter Milch zubereitet. Es wird nichts anderes zugesetzt und das Süßen kommt bei dieser traditionellen Variante des Getränks nicht in Betracht. Es ist eine gute Wahl für alle, die sehr kräftige und etwas bittere Espressogetränke bevorzugen und einen schnellen Muntermacher mit etwas Koffein brauchen. Ein anderer Name für dieses Getränk ist übrigens Caffe Macchiato.

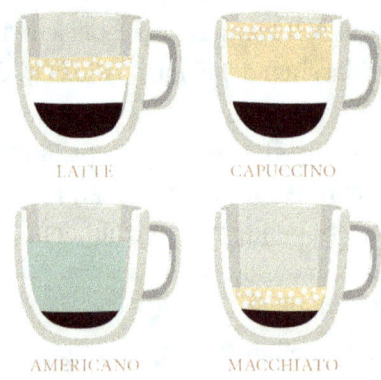

Die amerikanische Version eines Macchiato ist ganz anders. Diese Variante des Klassikers stellt das traditionelle Getränk nämlich auf den Kopf und verändert die Schichtung. Es findet großen Anklang und es wird sogar empfohlen, einen Macchiato nach amerikanischer Art zu süßen oder zu würzen. Da sich die beiden Variationen so stark voneinander unterscheiden, geben wir dir nachfolgend Anweisungen, wie du beide Arten von Macchiato brühen kannst. Auf diese Weise kannst du beide selbst ausprobieren und sehen, welche du bevorzugst - und was für ein Espresso Liebhaber du bist.

WIE MAN EINEN TRADITIONELLEN ESPRESSO MACCHIATO BRÜHT:

» Zieh einen oder zwei Espresso Shots in eine kleine Espressotasse oder einen Becher. So mancher empfiehlt Affogato oder kleine Shots, um den Kaffee auf natürliche Weise zu süßen, andere wiederum können damit nichts anfangen. Die Wahl liegt ganz bei dir.

» Dämpfe eine kleine Menge Milch in deinem Dampftopf. Verwende 2% oder Vollmilch für eine traditionelle Variation oder halte dich an andere Favoriten, je beliebig

» Löffle eine kleine Menge Milch auf die Espresso Shots in deiner Tasse. Strebe ein 2:1-Verhältnis mit mehr Espresso als Milch an. Süße oder würze nicht.

WIE MAN EINEN AMERICAN MACCHIATO BRÜHT:

» Ziehe zunächst zwei Espresso Shots und stelle sie beiseite.

» Schäume genügend Milch auf, um deine Tasse oder den Becher deiner Wahl zu füllen. Achte auf genügend Schaum für die obere Schicht, orientiere dich dabei jedoch nicht am Cappuccino Schaum.

» Willst du dein Getränk süßen oder aromatisieren, gebe zunächst den Sirup oder Süßstoff auf den Boden der Tasse.

» Gieße die Milch und den Schaum in den Becher.

» Gieße die beiden Espresso Shots vorsichtig auf den Milchschaum. Außer den zwei Espresso Punkten an den Stellen, wo du ihn eingegossen hast, sollte nichts zu sehen sein. Das ist der Look, den wir anstreben.

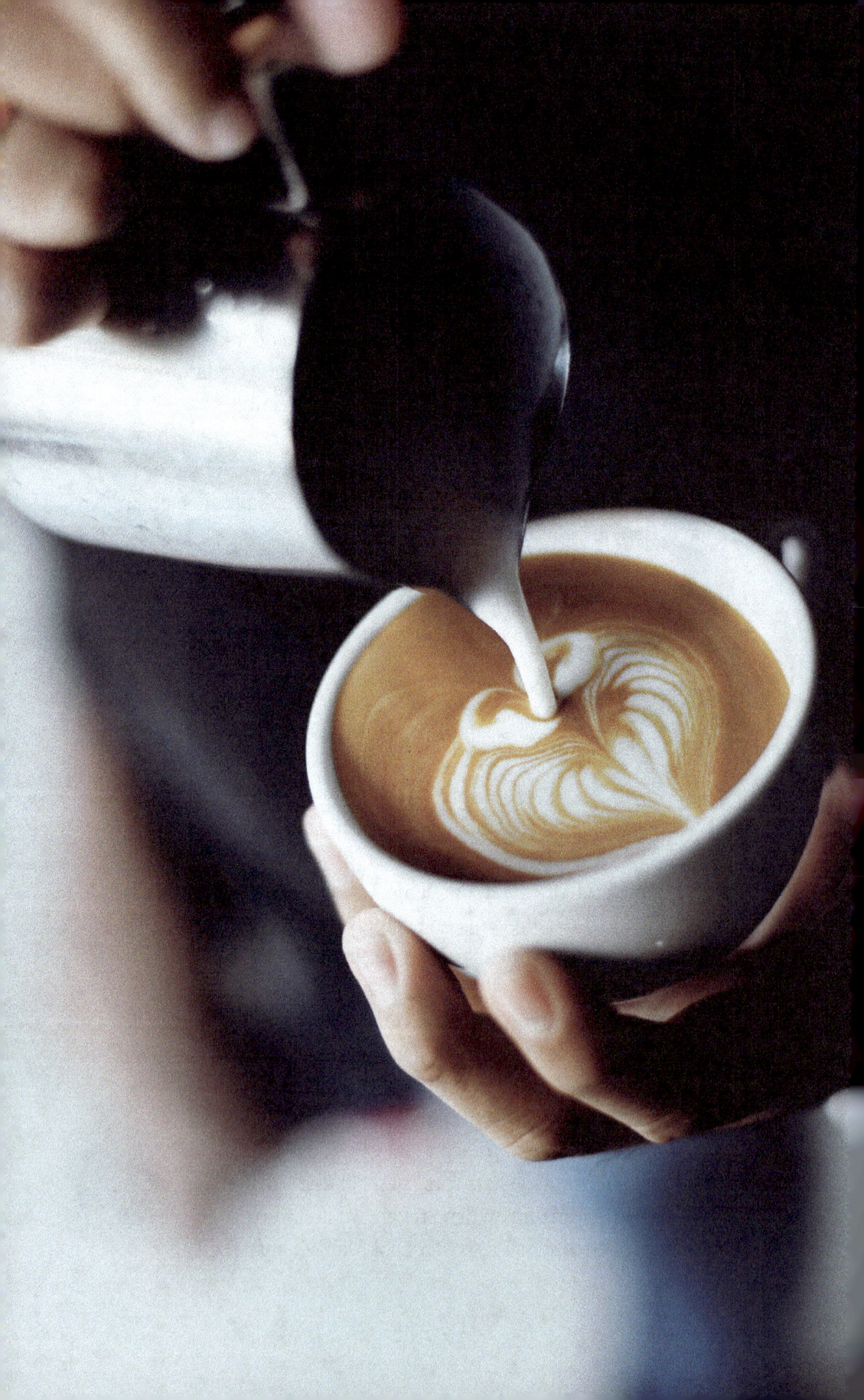

WIE MAN KLEINE KUNSTWERKE SCHAFFT

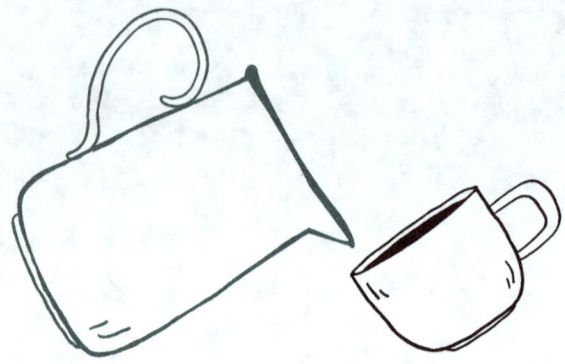

Warst du je
in einem Café, in dem die Barista ein perfektes Herz, einen Schmetterling oder ein Paar Flügel auf deinem Kaffee gezaubert hat? Hast du schon einmal aufwendige Latte-Kunstwerke auf Fotos online gesehen? Falls du jemals Milchkaffee-Kunst wahrgenommen hast und dich dabei ertappt hast, wie du dir wünschst, du wüsstest, wie man das macht? Keine Sorge. Es ist nicht allzu schwer, den Dreh bei der Gestaltung von Latte-Kunstwerken herauszubekommen, und wenn man versteht, wie man einen traditionellen Milchkaffee richtig zubereitet, bist du auf dem richtigen Weg. In diesem Kapitel geben wir die Tipps, die du brauchst, um einen schönen, mit Kunst verzierten Milchkaffee zu kochen.

WAS DU BRAUCHST

Du brauchst nicht viel, um mit deiner Milchkaffeemagie anzufangen. Solange du Zugang zu den richtigen Zutaten und zu einer Maschine hast, die Espresso Shots ziehen und aufgeschäumte Milch erzeugen kannst, bist du im Handumdrehen bereit, in den kreativen Prozess einzutauchen. Nimm dir etwas Zeit, um die Zubereitung eines Latte ohne Kunst zu üben, und du bist noch besser vorbereitet, um in kürzester Zeit schöne Motive zu kreieren.

Espresso. Man kann keine echte Latte-Kunst machen, ohne Espresso. Denn der traditionelle Kaffee hält dem einfach nicht stand.

MILCHSCHAUM. Im Idealfall hast du Milch mit einem Dampfstab erhitzt, doch kannst du sie auch auf dem Herd zubereiten, wenn du Erfahrung damit hast, ohne sie zu verbrennen. Vollmilch, Sahne und 2% Milch ergeben bessere Latte-Kunstwerke als andere, aber du kannst jede Milch verwenden, die dir gefällt.

NIMM GROSSE, BREITE TASSEN. Man braucht etwas, das groß genug ist, um das Gebräu zu fassen und gleichzeitig viel Platz zum Gestalten und Entwerfen bietet.

ZAHNSTOCHER, ESSSTÄBCHEN ODER ÄHNLICHES. Diese Instrumente helfen dir, die Milch in der Tasse vorsichtig zu bewegen, um das gewünschte Kunstwerk zu schaffen. Versuche, Gegenstände aus Holz zu verwenden, damit du den Geschmack des Espresso nicht durch Plastik oder Metall beeinträchtigst.

ÜBEN. Niemand schafft es auf Anhieb, also habe beim Üben Geduld mit dir selbst. Es kann sein, dass du noch eine ganze Menge Milchkaffees zubereiten musst, bevor du die Kunst des Milchkaffees beherrschst, also viel Spaß damit!

Denke daran, die Milch so schnell zu gießen, dass sie sich wie gewünscht bewegt, aber nicht so schnell, dass du sie oder den Espresso verspritzt.

Halte die Milchkanne beim Ausgießen nahe an der Oberseite des Getränks, aber nicht so nahe, dass die Kanne den Schaum beschädigt.

EINFACHE DESIGNS ZUM ÜBEN DAHEIM

Hier sind ein paar einfache Latte-Kunst-Designs, die du selbst ausprobieren kannst. Natürlich gibt es noch viel kompliziertere Formen, in die du dich vielleicht vertiefen möchtest, nachdem du gelernt hast, wie man diese macht. Aber doch ist es eine gute Idee, klein anzufangen und sich zu steigern. Obwohl die Latte-Kunst nicht allzu schwierig ist, gibt es ein gewisses Talent dafür und es braucht ein wenig Zeit, um es zu lernen. Denke daran, dass nur Espresso und aufgeschäumte Milch zur Herstellung von Latte Art eingesetzt werden können.

Herz. Das klassische Latte-Kunst-Design, das Herz ist eines der am leichtesten zu beherrschenden. Beginne, Milch hin und her zu gießen, um einen großen Kreis in der Mitte des Getränks zu bilden. Dann ziehst du die Milch schnell nach vorne, um eine gerade Linie zu ziehen, die oben die Herzform teilt und unten die Spitze bildet. Diese schnelle Bewegung kann knifflig sein, versuche es also, bis du es richtig hinkriegst.

Eine weitere einfache Variante des Herzdesigns besteht darin, viele kleine Herzen um den Rand des Bechers herum zu bilden. Gieße dazu etwas Milch in die Nähe des Becherrandes und höre auf, sobald du einen weißen Punkt auf der Oberseite siehst. Wiederhole diesen Vorgang mehrmals am Rand des Bechers. Ziehe rasch einen Zahnstocher oder ein Stäbchen durch die Punkte, um die Trennlinie zwischen den Herzen zu bilden und setze die Punkte jeweils am unteren Rand des Bechers hinzu.

Blatt. Dieses einfache Design ist ebenfalls ideal für Einsteiger. Gieße deine Milch langsam von einer Seite zur anderen in die Tasse, sodass sich bei der Arbeit von oben nach unten Streifen bilden. Am Ende teilst du das Muster mit einem schnellen Ausgießen in der Mitte, genau wie beim Herzmuster.

Blume. Diese ist etwas anspruchsvoller, aber es ist eine gute Zwischenstufe der Lattekunst. Beginne mit dem Ausgießen der Milch in das Getränk, etwa einen Zentimeter vom Tassenboden entfernt. Wenn du halb damit fertig bist, fang an, die Milch von einer Seite zur anderen zu bewegen und arbeite dich zum gegenüberliegenden Rand des Bechers vor. Diese Bewegung kann etwas Übung erfordern und es liegt alles bei deinem Handgelenk. Versuche es nicht zu übertreiben, indem du größere Bewegungen mit deinem Arm machst, dann solltest du die Milch besser kontrollieren können.

HILFREICHE TIPPS

Es braucht Zeit, um die Latte-Kunst richtig zu beherrschen, aber es gibt einige Tipps und Hinweise, die man beachten kann, damit die Übung ein wenig reibungsloser verläuft. Erinnere dich an das Folgende, wenn du Probleme hast oder einfach nur deine Latte-Kunst verbessern möchtest: Wenn du deine Tasse zuerst mit heißem Wasser aufwärmst (und dann ausgießt), bevor du den Espresso dazu gibst, kann das bei der Gestaltung deiner Milchkaffeekunst helfen. Dies hilft, den Espresso und die Milch warm zu halten und beim Ausgießen besser fließen zu lassen. Darüber hinaus ist es auch gut für die Geschmacksverbesserung und das Aroma des Getränks insgesamt.

Wähle eine dickere Milch, wie Vollmilch oder Sahne, während du lernst. Du kannst Latte-Kunst mit 2%, Magermilch, Soja und anderen kreieren, allerdings ist es mit schwereren Milchprodukten leichter zu lernen.

Beherrsche die Kunst des Milchaufschäumens, bevor du die Latte Art ausprobierst. Du möchtest Milch, die glatt und samtig ist und du musst in der Lage sein, sie einzugießen, ohne dass der Schaum in dein Getränk gelangt. Etwas Schaum ist in Ordnung, aber zu viel beeinträchtigt die Art und Weise, wie die Milch in die Tasse gegossen wird und in ihr liegt, und das macht es schwierig oder sogar unmöglich, Latte Art zu zaubern.

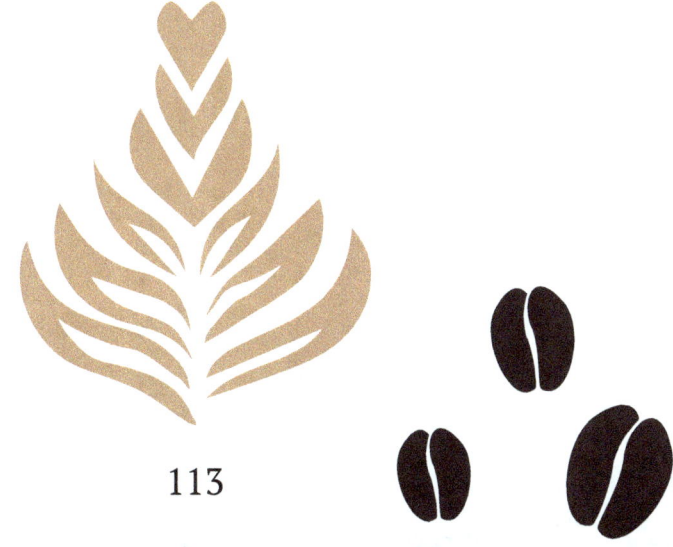

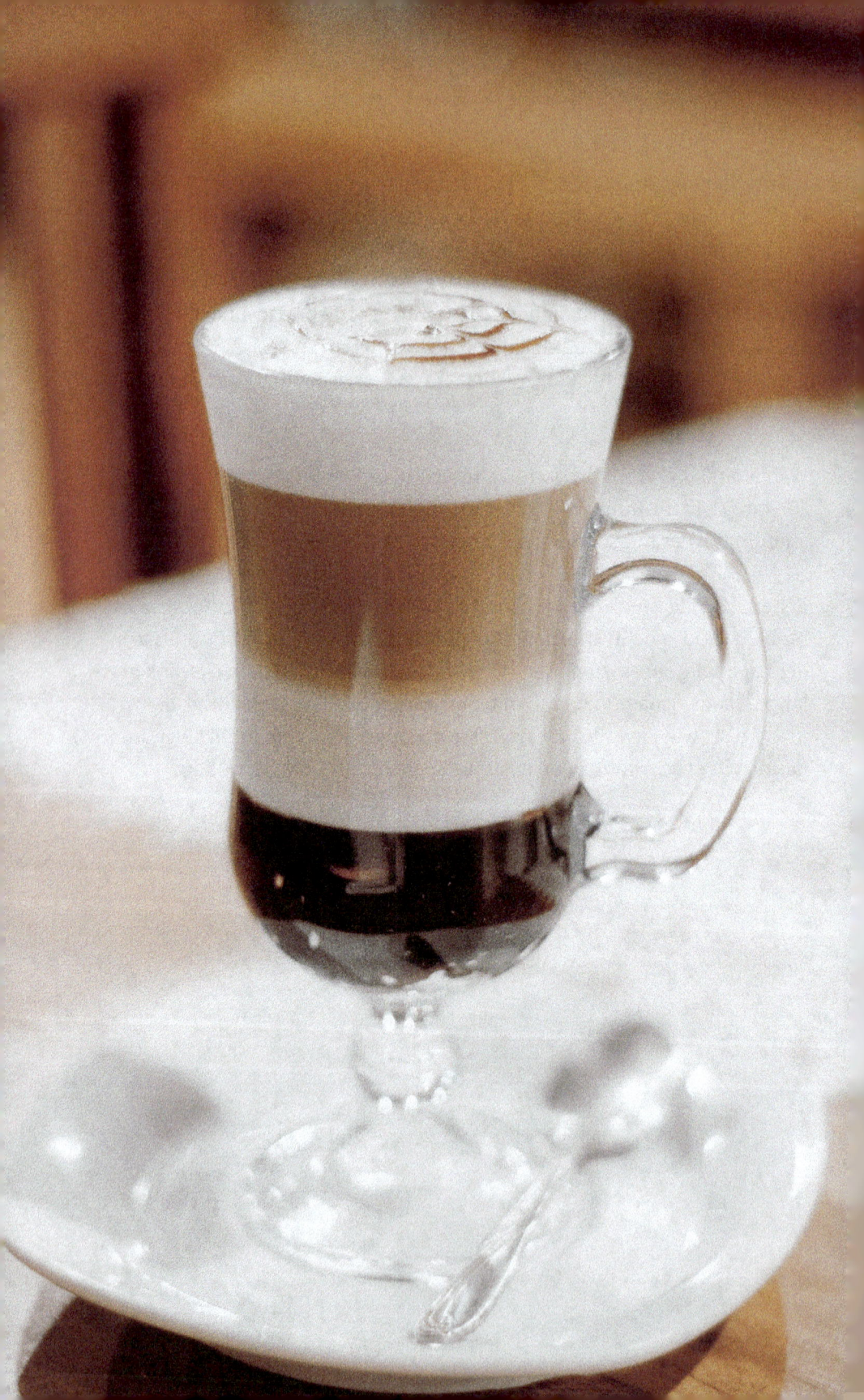

ERWEITERE DEINEN HORIZONT

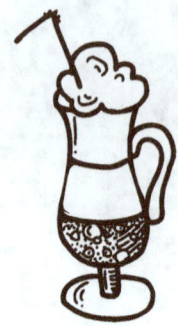

Nachdem du nun alles über Kaffee

erforscht hast - vom Anbau bis zur Röstung, vom Brauen bis zur Zubereitung von Getränken - ist es an der Zeit, ein wenig über die Norm hinauszugehen und über andere Möglichkeiten nachzudenken, wie du Kaffee und Espresso in deinem täglichen Leben genießen kannst. Egal, ob du nach einem neuen und aufregenden Kaffeegetränk zum Probieren suchst oder ob du mit den Aromen von Espresso kochen möchtest, wir haben unten einige Vorschläge, die dir den Einstieg erleichtern sollen.

KAFFEEBASIERTE GETRÄNKE

Kaffee und Espresso können mehr sein als die traditionellen Heißgetränke, die du kennst und liebst. Ziehe diese Optionen in Betracht, um eine gute Alternative für deine einzigartigen Kaffeebedürfnisse zu finden. Scheue dich nicht, ein wenig damit herumzuspielen, um etwas Inspiriertes und Originelles zu schaffen.

EISKAFFEE. Dies ist eine der einfachsten und häufigsten Abwandlungen von normalem Kaffee. Sie ist einfach zuzubereiten, da man den Kaffee nur etwas abkühlen und über Eis gießen muss. Es ist jedoch ebenso leicht, die Proportionen falsch zu bestimmen. Wenn das Eis im Kaffee schmilzt, verwässert es das Getränk und kann es sogar ziemlich scheußlich schmecken lassen. Aus diesem Grund ist es normalerweise empfehlenswert, stark gebrühten Kaffee für die Vereisung zu verwenden. Einige Unternehmen und Anbieter bieten auch spezielle Mischungen an, die für diesen Zweck bestimmt sind.

BLACK TIE. Dieses Kaffeegetränk ist auch als Thai Eistee bekannt. Hierbei handelt es sich um ein sehr kräftiges Getränk mit einem hohen Koffeingehalt. Das Getränk wird durch Aufkochen von Wasser und Aufweichen von thailändischem Tee mit Zucker ein paar Minuten lang zubereitet. Während der Tee aufgegossen wird, bereite ein Glas vor, das nahezu vollständig mit Eis gefüllt ist. Gib einen Esslöffel Kondensmilch und einen Schuss Espresso auf das Eis im Glas. Gieße den aufgegossenen Tee darüber und verfeinere ihn dann mit zwei weiteren Esslöffeln Milch - entweder Vollmilch oder Sahne sorgen für beste Ergebnisse. Rühre um, bis das gesamte Getränk gut vermischt ist.

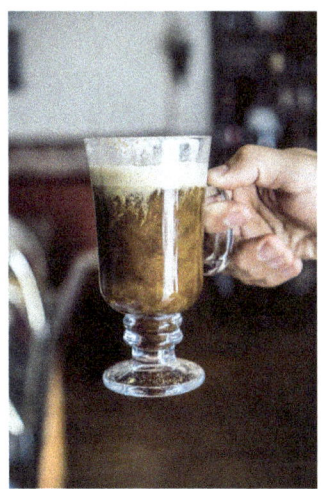 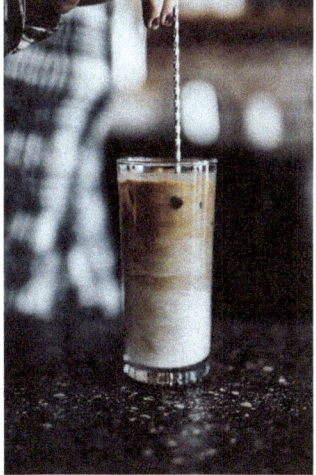

CHAI-TEE-LATTE. Ein Chai-Tee-Latte kann sehr unterschiedlich sein. In einigen Fällen wird der Begriff "Chai-Latte" verwendet, um ein Getränk zu bezeichnen, das aus aufgeweichtem Chai-Tee in aufgeschäumter Milch ohne jeglichen Kaffee hergestellt wird. Technisch gesehen sollte dieses Getränk jedoch mit einem Schuss normal gebrühten Kaffees hergestellt werden, der am Ende eingerührt wird, um ihm einen deutlich würzigen, bitteren Geschmack zu verleihen. Einige Cafés verwenden statt gebrühtem Kaffee einen Schuss Espresso, was als "*schmutziger Chai*" bezeichnet wird.

Red Eye. Dies ist ein weiterer starker Muntermacher, der so genannt wird, weil er einen hohen Koffeingehalt hat und impliziert, dass er dich auf eine bevorstehende Schicht oder einen Flug vorbereitet. Dieses Getränk ist einfach, aber es hat einen besonderen Kick. Es wird mit einer Tasse gebrühten Kaffees zubereitet - normalerweise mit dunkler Röstung, obwohl jede Röstung fein ist - am Ende wird ein Schuss Espresso eingefüllt. Es liegt an der Person die ihn trinkt, ob er oder sie Zucker oder Milch braucht oder nicht.

Irish Coffee. Ein echter Irish Coffee ist ein bisschen mehr als nur Kaffee und Alkohol zusammen, doch das ist die Idee dahinter. Um einen Irish Coffee zu kochen, erhitzt du zunächst eine Tasse mit heißem Wasser und leerst sie dann aus. Gieße genug heißen, frisch gebrühten Kaffee ein, um etwa drei Viertel der Tasse zu füllen. Rühre einen Esslöffel braunen Zucker ein und füge dann einen Schuss irischen Whiskey hinzu, um ihn unter leichtem Rühren im ganzen Getränk zu verteilen. Zum Schluss gießt du noch etwas Sahne in das Getränk.

Mischkaffee/Frappé. Diese Art von Getränken mag einem Kaffeepuristen nicht sehr gefallen, doch die Wahrheit ist, dass kalte Kaffeemischgetränke sehr beliebt sind. Diese Getränke werden normalerweise hergestellt, indem Milch, Kaffee oder Espresso, Eis und Aromastoffe in einen Mixer gegeben werden und dieser seine Wirkung entfaltet. Sie haben eine Konsistenz wie ein Milchshake, aber nicht exakt. Je nach Vorliebe der Person, die sie trinkt, können diese Getränke auf alle möglichen Arten verändert und angepasst werden.

BEACHTE DIE GESCHMACKSPALETTE

Wenn du den Geschmack von Kaffee liebst und nicht genug davon bekommen kannst, solltest du vielleicht auch versuchen, einige Desserts mit Kaffee und Espresso als Zutat zuzubereiten. Probiere die untenstehenden Variationen für einige interessante Kreationen aus und entwickle sie dann noch weiter, um weitere interessante Zubereitungsmöglichkeiten zu finden, um Kaffee in deine Leckereien nach dem Essen zu integrieren.

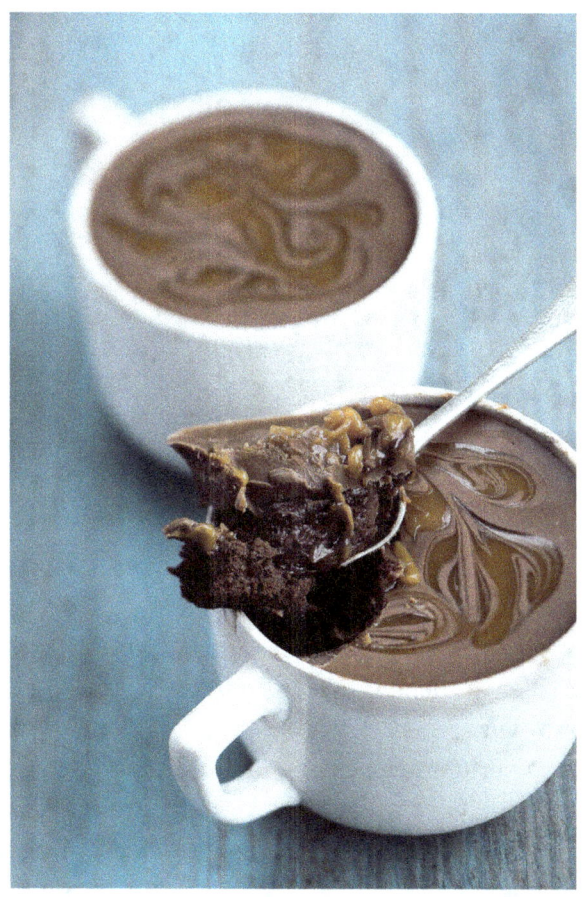

TIRAMISU. Dies ist das klassische Kaffeedessert und vielleicht hast du es schon einmal probiert. Dieser dekadente Leckerbissen wird aus Löffelbiskuits zubereitet, die in Kaffee getränkt werden, um ihnen einen besonderen Geschmack zu verleihen. Diese Kaffeekuchen werden zwischen gesüßtem Mascarpone-Käse geschichtet und die ganze Kreation wird mit Kakaosplittern garniert. Es handelt sich um ein sehr bekanntes und beliebtes Dessert, das in verschiedenen Variationen angeboten wird und das man leicht verändern und neu gestalten kann.

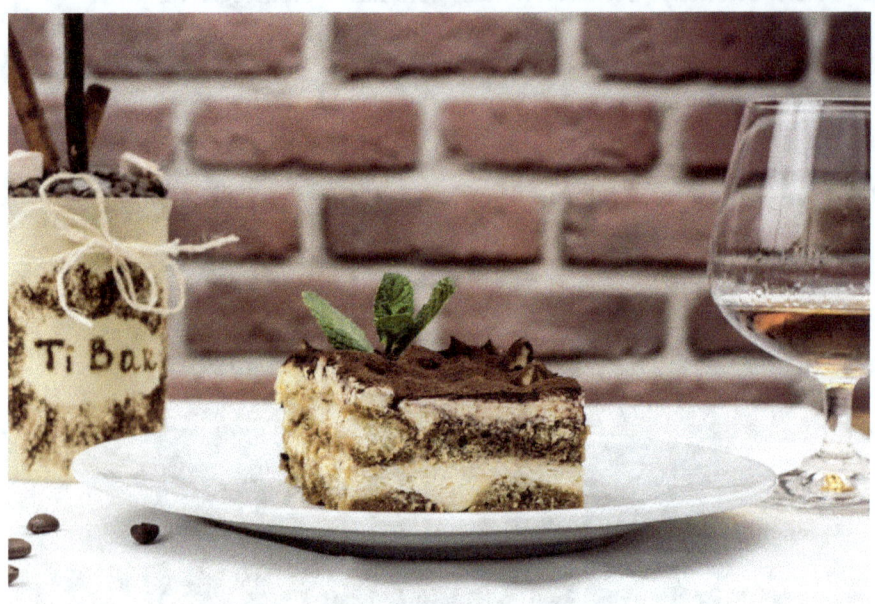

Espresso Brownies. Liebst du den Geschmack von Brownies und willst du sie ein bisschen aufpeppen? Dann solltest du erwägen, der Mischung etwas Espresso beizugeben! Espresso-Brownies können eine köstliche, reichhaltige und verführerische Art sein, Kaffee und Schokolade gleichzeitig zu genießen. Bei den meisten Brownies ist es einfach, das Rezept zu ändern, indem man Espresso hinzufügt, doch du kannst auch spezielle Rezepte finden, die speziell für diesen Zweck bestimmt sind.

Mokkatrüffel. Mokkatrüffel sind Schokoladentrüffel, denen entweder Espresso oder Kaffee zugegeben wird. Die Verwendung eines Kaffeeanteils für deine Trüffelfüllung kann den Bonbons einen ausgeprägten Geschmack und ein Aroma verleihen, das dem Dessert interessante Geschmacksschichten verleiht, anstatt sich ausschließlich auf Schokolade zu verlassen.

Kaffee-Mousse. Zu guter Letzt solltest du in Erwägung ziehen, eine Kaffeemousse zu machen, wenn du etwas leichtes und luftiges, aber dennoch geschmackvolles möchtest. Dazu wird kalter Kaffee mit Gelatine übergossen und Schlagsahne und Eischnee unter die Kaffeemasse geschlagen. Dies ist das gleiche Konzept wie bei der Herstellung anderer Mousse-Sorten, wobei Kaffee als Flüssigkomponente verwendet wird.

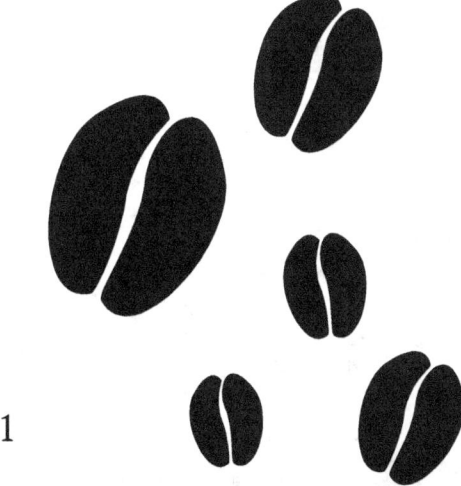

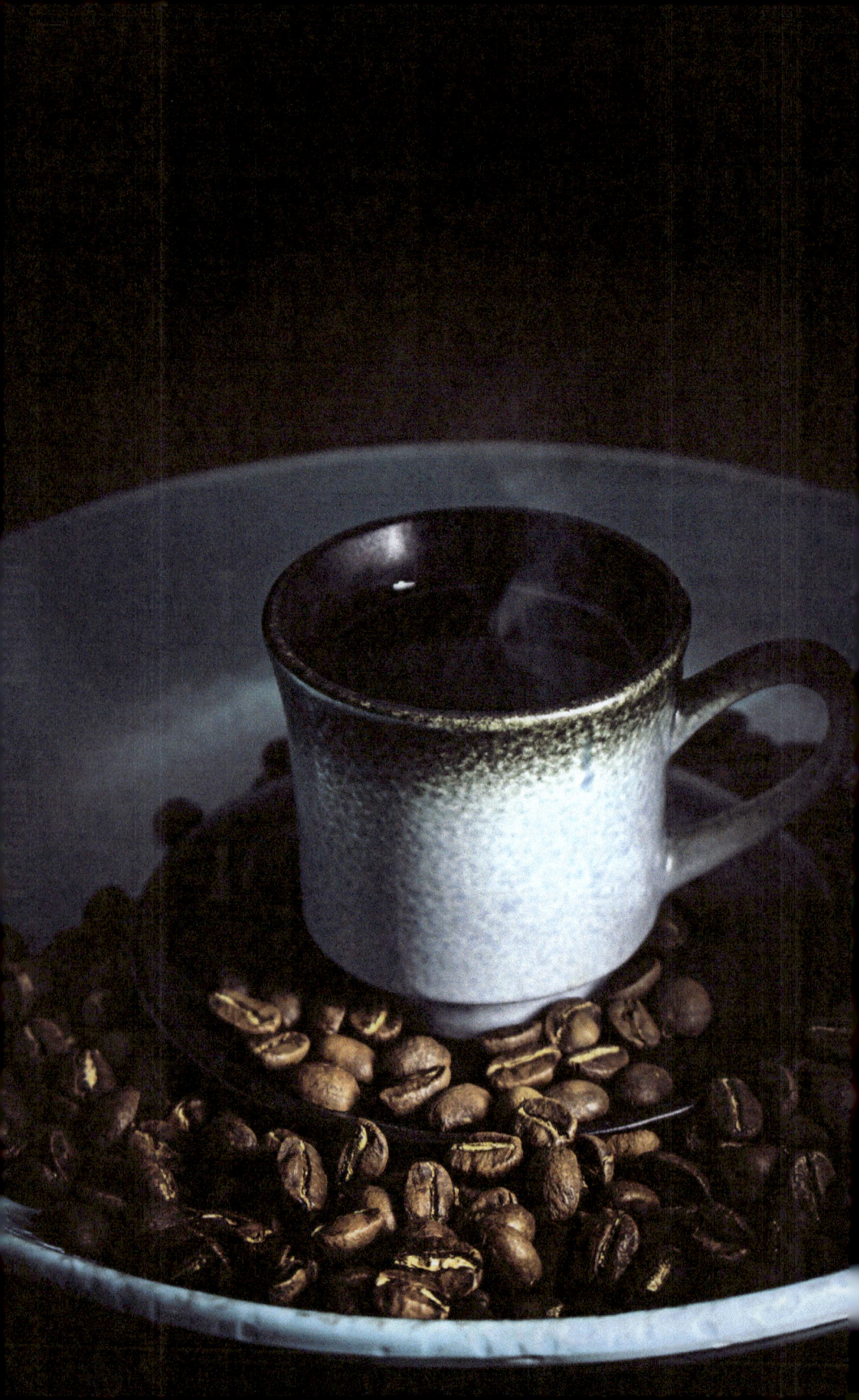

FAZIT

Die Welt des Kaffees ist eine spannende und lebendige Welt. Das Verständnis des gesamten Kaffeeangebots kann dir helfen, das Getränk auf eine Weise zu genießen, wie du es noch nie zuvor getan hast. Wenn man versteht, wie man Kaffee kauft und auswählt, woher er kommt und was er zum Anbau benötigt, kann man bessere Kaufentscheidungen treffen. Und natürlich kannst du durch das Kennenlernen der Zubereitung verschiedener Getränke - vom Rösten über das Mahlen bis hin zur Zubereitung zu Hause, Getränke kreieren die du immer wieder genießen möchtest. Da du dein Wissen über dieses klassische Getränk erweitert hast, kannst du deine Kaffeeleidenschaft mit deiner Familie und deinen Freunden teilen!

2020

www.ingramcontent.com/pod-product-compliance
Lightning Source LLC
Chambersburg PA
CBHW071248070526
44583CB00017B/2374